美容と健康の23日カレンダー

Yamaguchi Keiichi
山口慶一

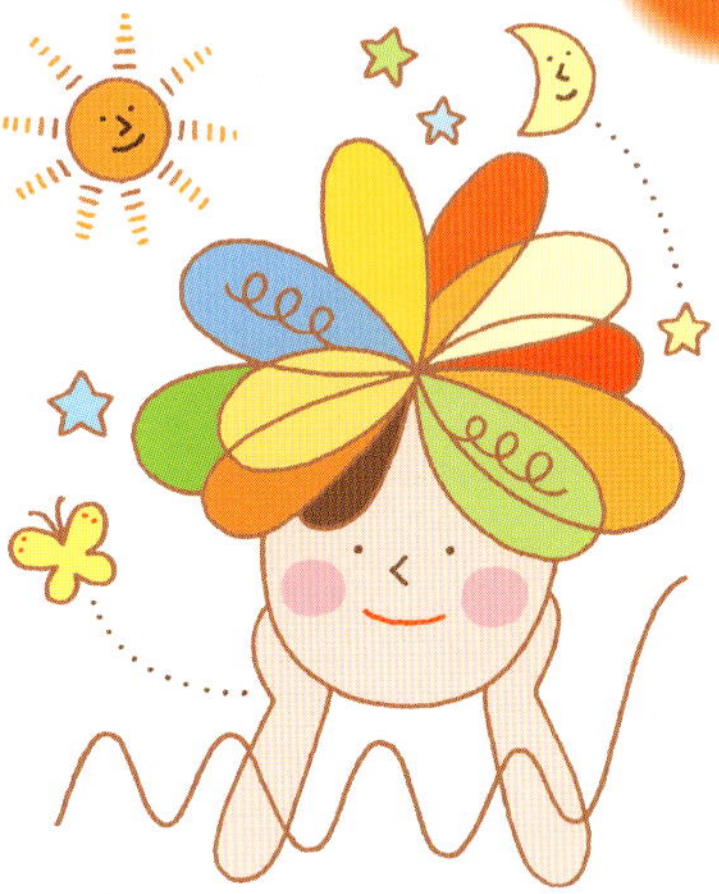

＊23日周期カレンダーのみかた＊

（くわしくは本文128ページをご覧ください）

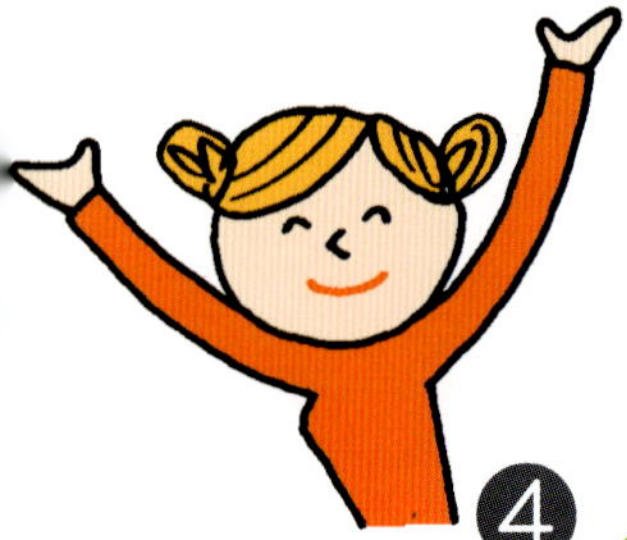

⑤

④

❹〜❺
（18日目〜23日目）
グリーン後半期

活動期。ポジティブでアクティブな行動が功を奏する。体力、気分（体調）、免疫力が好調で最大になる。積極的に汗を流すようにする。ハードトレーニングに最適。

❸〜❹
（12日目〜17日目）
グリーン前半期

底を抜けて好調期に向かう準備期。徐々にペースアップへと。体力強化をするなら最適な時期。血行促進効果のあるビタミンEをとる。

13	14	15	16	17	18	19	20	21	22	23
27日	28日	29日	30日	31日	6月 1日	2日	3日	4日	5日	6日

上昇期

❶

❷
(6日目～7日目) 特に7日目
最注意日

最も警戒が必要な日。体調が急に悪化したり、身体の集中力が切れて注意が散漫になり、交通事故などを起こしやすい。また、飛行機事故が起きやすい日でもある。アキレス腱やぎっくり腰に注意。食中毒にも注意。

❷

❶～❷
(1日目～5日目)
レッド前半期

好調期から低調期へと向かう時期。徐々にクールダウンするのが好ましく、ハードトレーニングから徐々にストレッチ系を増やす。

❷～❸
(6日目～11日目)
レッド後半期

守備的な安静期。病気への抵抗力が最低になる。感染症にかかりやすくなるため、人込みや寒い戸外に出るよりは、家でゆっくりと。二日酔いになりがち。冷房に注意。ぎっくり腰やアキレス腱に注意。食中毒にも注意。

❸

11.5

1日目 2 3 4 5 6 7 8 9 10 11 12

2005年5月
15日 16日 17日 18日 19日 20日 21日 22日 23日 24日 25日 26日

下降期

✻女性の肌は23日周期で生まれ変わる✻

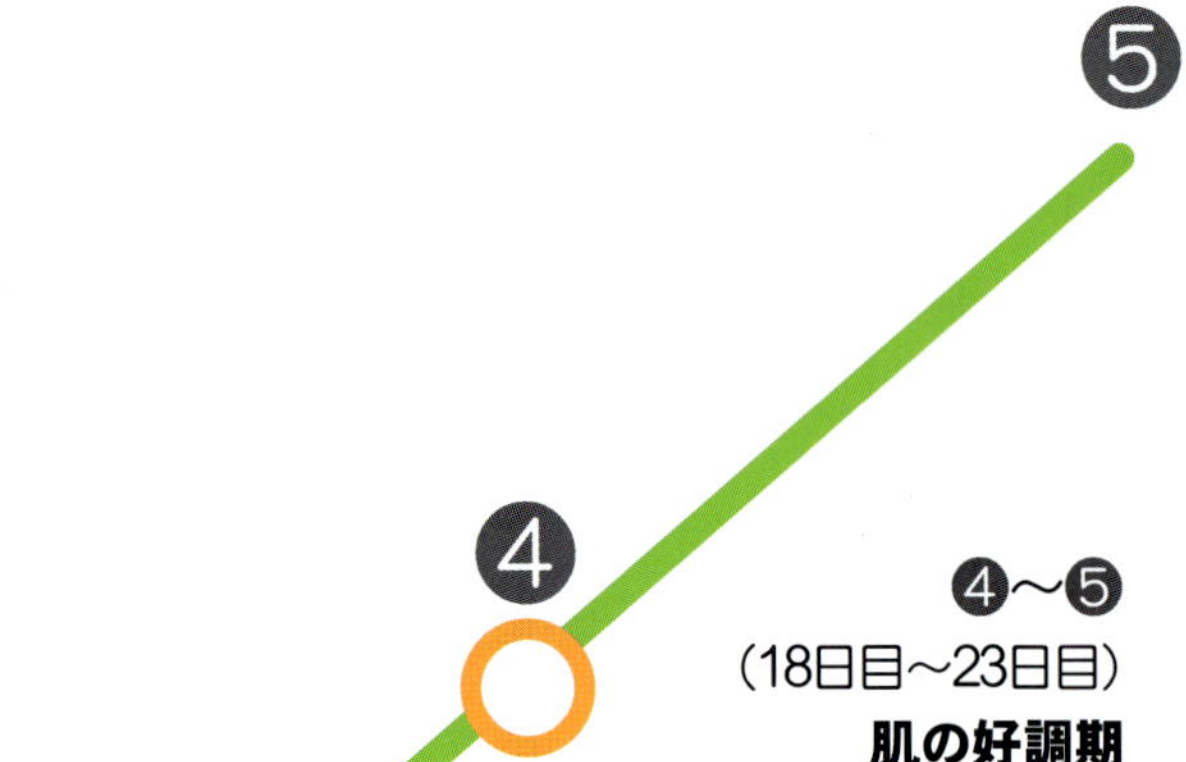

❸〜❹
（12日目〜17日目）
肌の回復期

肌に張りやツヤが戻る時期。かといって、洗顔を怠らない。食欲が増すので食べ過ぎ、飲み過ぎに注意。

❹〜❺
（18日目〜23日目）
肌の好調期

肌が最も生き生きとする時期。紫外線への抵抗力が比較的高いため、戸外のスポーツによし。少しぐらいなら不規則な生活をしても大丈夫。ただし23日目は紫外線が強いので紫外線をブロックするようにする。また、この時期には爪や髪がのびやすくなる。23日目を過ぎた２日目あたりに、ネイルサロンや美容院、エステ（脱毛）に行くようにする。

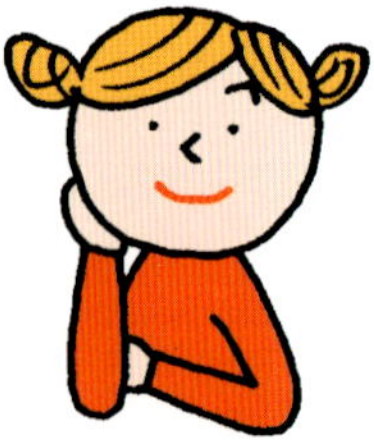

13 14 15 16 17 18 19 20 21 22 23

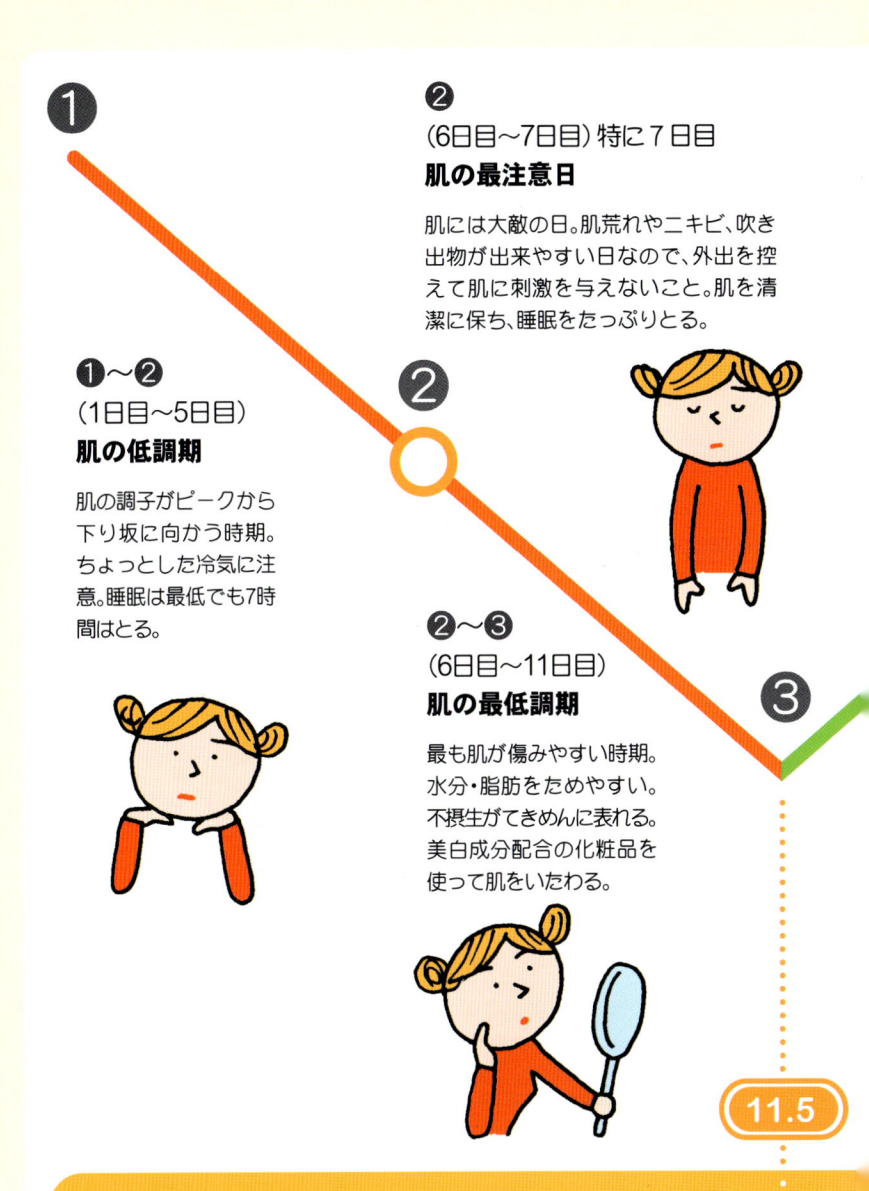

❶

❷

(6日目〜7日目) 特に7日目

肌の最注意日

肌には大敵の日。肌荒れやニキビ、吹き出物が出来やすい日なので、外出を控えて肌に刺激を与えないこと。肌を清潔に保ち、睡眠をたっぷりとる。

❶〜❷

(1日目〜5日目)

肌の低調期

肌の調子がピークから下り坂に向かう時期。ちょっとした冷気に注意。睡眠は最低でも7時間はとる。

❷〜❸

(6日目〜11日目)

肌の最低調期

最も肌が傷みやすい時期。水分・脂肪をためやすい。不摂生がてきめんに表れる。美白成分配合の化粧品を使って肌をいたわる。

❸

11.5

1日目 2 3 4 5 6 7 8 9 10 11 12

＊紫外線から肌を守る注意日に気をつける＊

シミや日焼けを予防するには

5

- この日はできるだけ外出を控える。
- 肌を乾燥させないようにする。
- 肌に刺激を与えないようにする。
- この日どうしても外出をするなら美白成分配合の化粧品を使う。

4

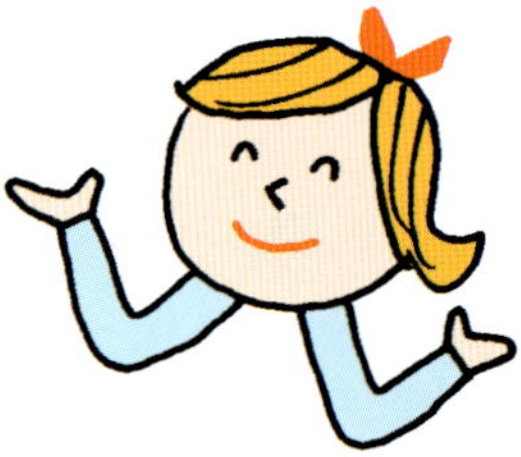

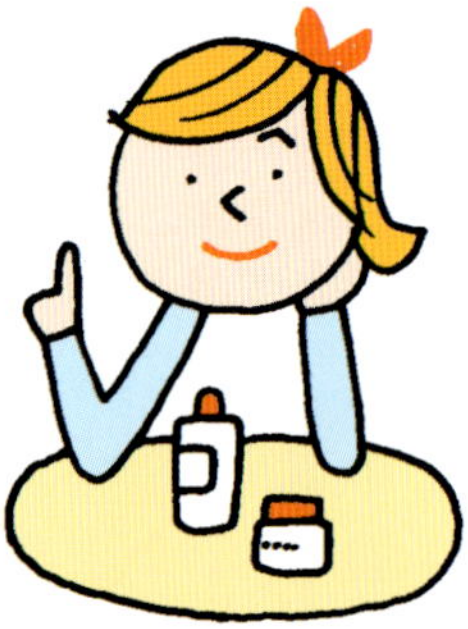

13 14 15 16 17 18 19 20 21 22 23

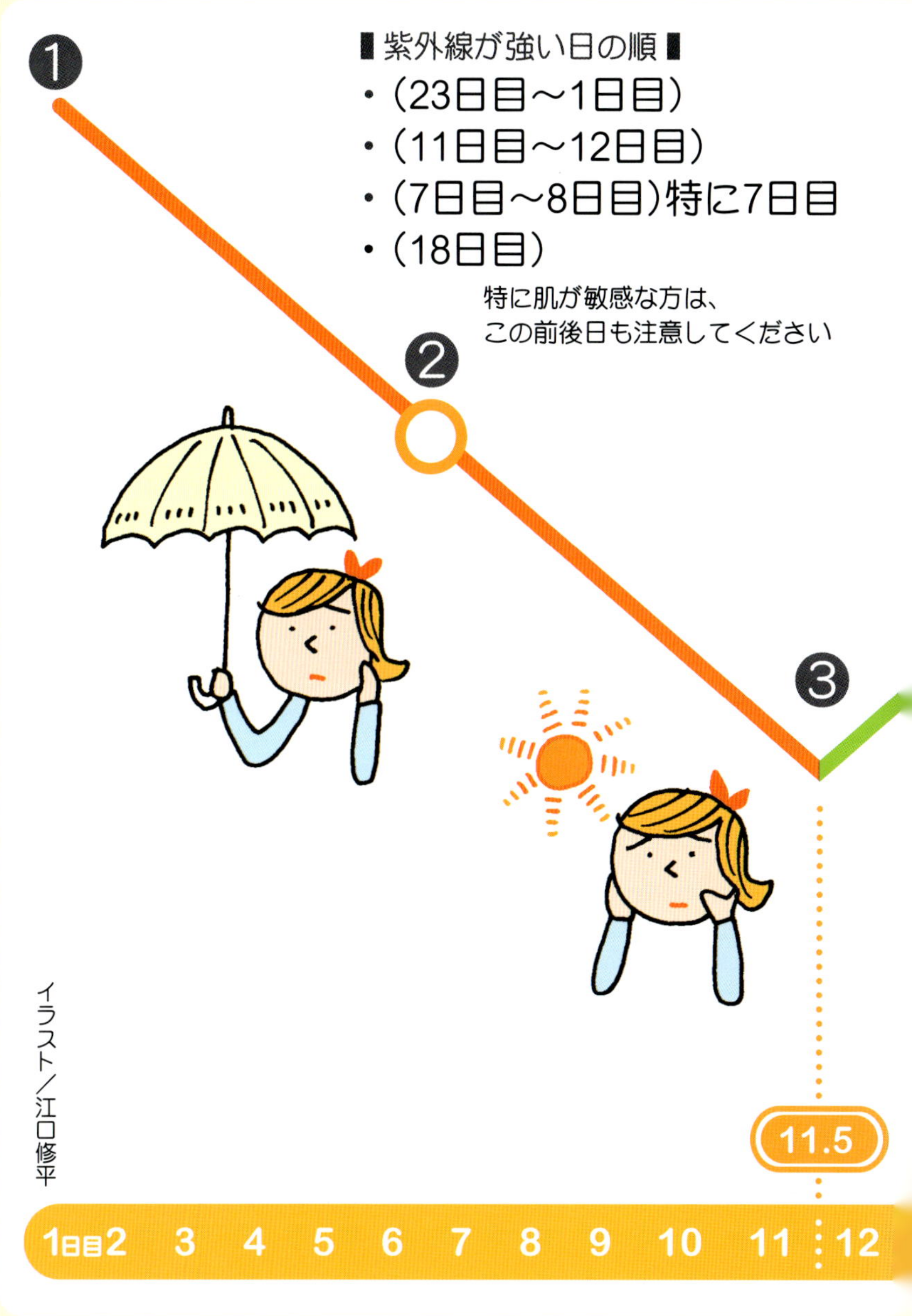

紫外線が強い日の順
・（23日目～1日目）
・（11日目～12日目）
・（7日目～8日目）特に7日目
・（18日目）
特に肌が敏感な方は、
この前後日も注意してください
1
2
3
11.5
1日目 2 3 4 5 6 7 8 9 10 11 12

イラスト／江口修平

美容と健康の23日カレンダー

● 2005年度 ●

April 2005

S	M	Tu	W	Th	F	S
					1	2
3	4	**5**	6	7	8	9
10	11	12	13	14	15	16
17	18	19	20	21	22	23
24	25	26	27	**28**	29	30

May 2005

S	M	Tu	W	Th	F	S
1	2	3	4	5	6	7
8	9	10	11	12	13	14
15	16	17	18	19	20	**21**
22	23	24	25	26	27	28
29	30	31				

June 2005

S	M	Tu	W	Th	F	S
			1	2	3	4
5	6	7	8	9	10	11
12	**13**	14	15	16	17	18
19	20	21	22	23	24	25
26	27	28	29	30		

July 2005

S	M	Tu	W	Th	F	S
					1	2
3	4	5	**6**	7	8	9
10	11	12	13	14	15	16
17	18	19	20	21	22	23
24	25	26	27	28	**29**	30
31						

August 2005

S	M	Tu	W	Th	F	S
	1	2	3	4	5	6
7	8	9	10	11	12	13
14	15	16	17	18	19	20
21	22	23	24	25	26	27
28	29	30	31			

September 2005

S	M	Tu	W	Th	F	S
				1	2	3
4	5	6	7	8	9	10
11	12	**13**	14	15	16	17
18	19	20	21	22	23	24
25	26	27	28	29	30	

October 2005

S	M	Tu	W	Th	F	S
						1
2	3	4	5	**6**	7	8
9	10	11	12	13	14	15
16	17	18	19	20	21	22
23	24	25	26	27	28	**29**
30	31					

November 2005

S	M	Tu	W	Th	F	S
		1	2	3	4	5
6	7	8	9	10	11	12
13	14	15	16	17	18	19
20	**21**	22	23	24	25	26
27	28	29	30			

December 2005

S	M	Tu	W	Th	F	S
				1	2	3
4	5	6	7	8	9	10
11	12	13	**14**	15	16	17
18	19	20	21	22	23	24
25	26	27	28	29	30	31

January 2006

S	M	Tu	W	Th	F	S
1	2	3	4	5	**6**	7
8	9	10	11	12	13	14
15	16	17	18	19	20	21
22	23	24	25	26	27	28
29	30	31				

February 2006

S	M	Tu	W	Th	F	S
			1	2	3	4
5	6	7	8	9	10	11
12	13	14	15	16	17	18
19	20	**21**	22	23	24	25
26	27	28				

March 2006

S	M	Tu	W	Th	F	S
			1	2	3	4
5	6	7	8	9	10	11
12	13	14	15	**16**	17	18
19	20	21	22	23	24	25
26	27	28	29	30	31	

○は危険・要注意日

はじめに

本書は『ツキを呼ぶ暦』の第2弾です。第1弾は２００４年4月に刊行しました。

前書では、仕事を持つビジネスマンを対象に、人に及ぼす宇宙（太陽も含めて）からの影響には、三つの周期（リズム）があり、それぞれの波に乗って行動すれば、追い風に帆を揚げるようなもので、幸運も味方してくれるという話を書きました。

そこでは、人の周期現象の具体的な話とともに、三つの周期のうち、まず一つ目の28日周期について詳しく紹介しました。これは、28日を1サイクルとして変わっていく「感情のリズム」について述べたものです。

そうしたところ、多くの女性から、**「次はぜひ美容と健康に関する本を書いてほしい」**という強い要望があったのです。

実は、女性にとって最も大切なこの「**美容と健康のリズム**」こそは、二つ目の23日周期にほかなりません。**すなわち、23日周期の「身体のリズム」です。女性の肌や体は、23日周期で生まれ変わっていきます。ですから、それにうまく乗ることで美容と健康が保てる**——本書では、そういう話をご紹介していくつもりです。

このリズムを利用すれば様々なメリットが生まれますが、そのなかには効果的に痩せるタイミングも示されています。それを利用すれば、それまでのスキンケアやダイエットがいかにムダな努力だったかがわかります。

もっとも、美容と健康といっても、美容が健康から独立してあるわけではありません。「健全な体に健全な精神が宿る」という以上に、美容は健康に依存しています。

最近、二十代、三十代の女性でも肌荒れや脂肪・コレステロールが増えて困っているという人が目立っています。

肌荒れや目の下のくすみなどという肌のトラブルも、なにかしら健康のレベルが下がっているから生じるのです。そういうトラブルは、肌という部分の問題ではなく、体全体のコンディションの問題です。

肌荒れやくすみや吹き出物は、体全体の調子がそこにシンボリックに表れているとみたほうがいいでしょう。肌荒れやシミが出来たから、そこに化粧品を塗りたくるというのではなく、体全体の健康レベルを上げてやれば、肌も自然にきれいになりますし、脂肪も減り、コレステロールも下がります。

むしろそのほうが簡単ですし、近道でもあります。

ストレスに弱くて、すぐ下痢や便秘になるし睡眠不足にもなるという人もたくさんいます。それがまた肌荒れになるのです。

体がしっかりしていれば少々のストレスなんか、はね返せるだけの抵抗力が身につきます。

睡眠もそうです。

ふつう、睡眠は1日の疲れを癒し、健康を維持するために必要な休息のように考えられています。

ですから、寝付きが悪かったり、よく眠れなかったりすると、体が不調になるより先に、気分的に不快になってしまいます。不眠症の不快さというのは、案外、よく眠っていないという、その気分的な不足感が実態なのです。

いい睡眠が健康を維持させるというより、健康だからこそ、いい睡眠がとれるというのが私の考えです。

健康だからこそ、質の高い睡眠がとれる。寝るにもエネルギーがいるものです。子どもが、すぐ寝付いて、朝までぐっすりというのは、元気で健康だからです。

それでは、その健康をどうやって得るのか。

それが本書のテーマです。

それは、ある〝自然の波〟に乗ることです。

その自然の波にしっかり乗ることで、健康や美容が手に入るのです。

しかも、その波に乗れば健康が得られるだけではなく、幸運までを呼び込むことができます。その意味で、私がいう自然の波というのは、「**幸運を呼ぶ波**」でもあったのです。

この「自然の波を見る感覚」は、昔は誰にでもありました。ところが、都会生活とともにだんだんと鈍くなり、それがもとで健康にも美容にも、さらには幸運にも見捨てられる状態になっています。

化粧品も健康器具も、私は否定はしません。その効用はあります。でも、自然の波に乗ることが一番の化粧品であり、その波に乗れば、自然に化粧のノリもよくなるのです。

美容といっても、この波は女性ばかりではなく、男性にとっても乗るべき波です。私が本書で示す自然のリズムは、男性にも大いに有効です。とはいっても、どちらかというと本書は、女性向けに書かれています。なぜなら、私は男性ですので、女性にはいつもきれいに、若々しくいてもらいたいからです。

そういう思いが先走って、今回はちょっと女性向けになりましたが、ここで示されるリズムに関しては、女性、男性を問わず、あくまで人間全般の、まずは健康に関わるリズムといっていいでしょう。

美容と健康。さらには幸運を呼ぶリズム。それを本書で公開します。

それを指針にして、この世の海に乗り出せば、誰でも必ず幸せの新天地へ導かれることでしょう。

美容と健康の23日カレンダー　目次

第3章　23日周期の波が示す行動指針
――「幸運を呼ぶ波」実践編

エピローグ

本文イラスト／江口修平

第1章　自然に痩せる日があった

――この世は法則に満ちている

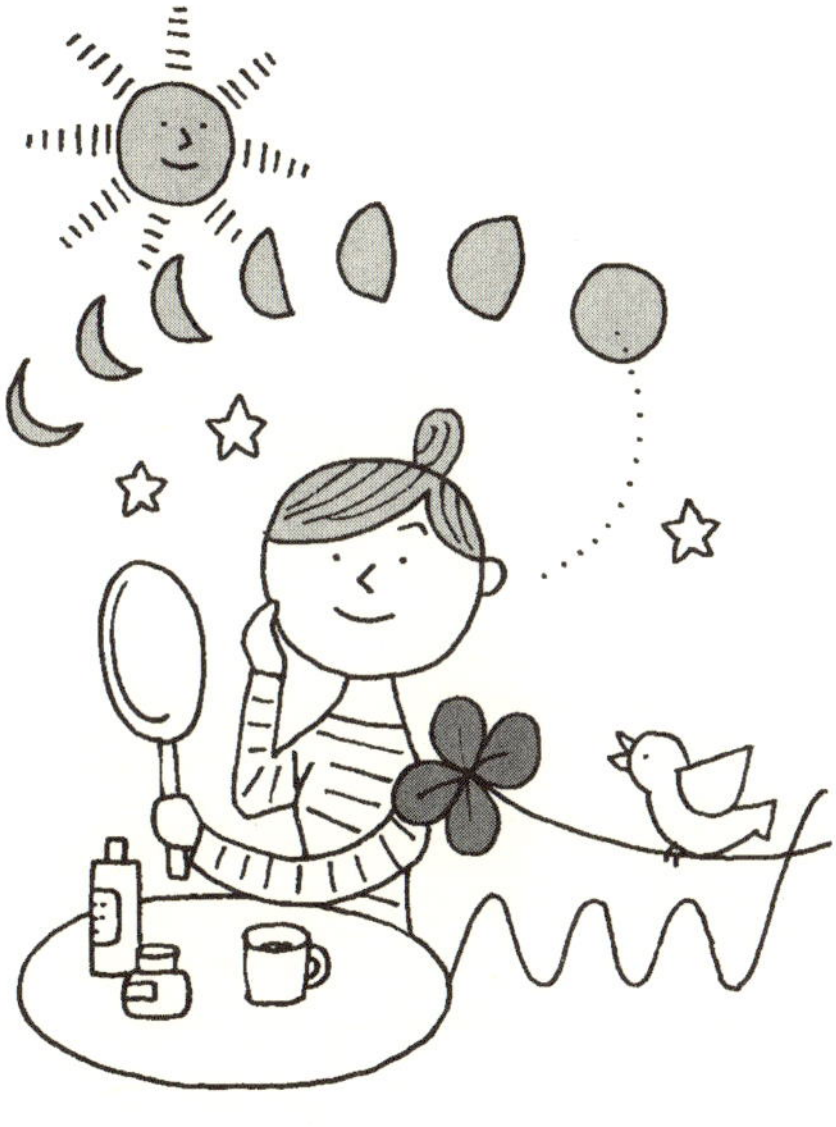

23日周期とは？

さて、本書のテーマである23日周期について――。

そもそも、23日周期とは何か？　そしてどうしてそれが起きるのか？　まずは、根本的なこの説明から始めることにしましょう。

いちばんわかりやすい説明は、「バイオリズム」を持ち出すのがいいかと思います。

そういうと、「なんだバイオリズムだったのか」と、一気にわかった気になった人もいるかと思います。でも、バイオリズムに詳しい人は、「全然違う！」と納得がいかないはずです。

そうです。全然違うのです。では、どうしてバイオリズムを持ち出すのかというと、ある部分似ているところもあり、それを用いればわかりやすいだろうと思うからです。

私は、自然現象や社会現象の周期全般を長く研究してきました。自然現象というのは、主に地震や気象などの地球規模の現象で、社会現象というのは、経済や流行などの人々の営みにおける現象のことです。

社会現象は、単なる個人の活動が集まったものではなく、社会という独自の生き物としてのダイナミズムを持つのですが、やはりそこには、その構成員である人間の生理的な周期現象が基本としてあります。ですから、人間の生物的な周期現象の研究が不可欠だったのです。

そうした研究の結果、私は人々の行動に見られるいくつかのリズムを発見しました。

人間の周期研究においては、やはり「バイオリズム」を見逃すわけにはいきません。人間の活動に周期があるということを、おそらく初めて提唱したのがバイオリズムだからです。

それに、バイオリズムに対して、その理論が本当かどうかを検証することが、私の新たな発見に役立ってくれることにもなったのです。

バイオリズムは特殊な説

バイオリズムと私の周期説の決定的な違いを述べる前に、まずバイオリズムとはどういうものかをここで改めて説明しておきましょう。

バイオリズムという言葉を、私たちは日常的に使っています。例えば、「今度の試合はバイオリズムがいいからけっこういける」とか、テストや営業の成績が悪かったときには、「バイオリズムが下がっているのかな」というように。

つまり、バイオリズムという言葉は、「人それぞれの体調の波」というふうに考えられています。たしかに、そういう概念を表すには便利なので、よく使われるのでしょう。けれども、じっさいにはそういう意味を表す一般名詞ではないのです。

本来、バイオリズムが掲げる説はかなり特殊です。バイオリズムというと、医学や生理学で確立されている学説のように聞こえますが、実は医学界ではまったく認められてはいません。

たしかに医学は、ヒトの生理活動にいくつかのリズムがあるのは認めています。1日のなかでのホルモン分泌などの規則的な生理変化を見越して、いつ薬を飲めば効果的かといったことも明らかになっています。

そういう生理的な研究は、「生体（生物）リズム」や「時間医学」というジャンルとして医学のなかで確立しています。けれども、それはバイオリズムとはまったく無関係なのです。ただ、そういう生体リズムのことも、世間ではバイオリズムと混同されていることもあるので、注意しなければいけません。

二つの混同を避けるために、「生体リズム」は「バイオロジカル・リズム（生物学的リズム）」と呼ぶこともあるようです。

生体リズムの研究者である田村康二山梨医科大学教授などは、「バイオリズムはニセ科学であり占いだ」とまでいっています。

ヒトのなかの三つの波

バイオリズムの考え方は、とてもユニークです。また、それが私の研究に参考になったのは事実であり、それについては感謝しなければなりません。

バイオリズムという言葉を辞書で引くと、こんなふうに書かれています。

「人間の活動は、生理・感情・知性のすべてにわたって、一定の波を描いてプラス・マイナスの起伏があるとする時のリズム」（『新明解国語辞典』三省堂）

さすがに『新明解国語辞典』は、わざわざ「起伏があるとする時の」と断っています。つまり、「事実かどうかはわからないけれど、そういう特殊な仮説がある」ということを暗に示しているわけです。

それにしても、すごい仮説ですね。単なる体調というだけではなかったのです。ヒトには、生理・感情・知性の三つの波があるというのですから（なお、バイオリズムを紹介する一般書では、この「生理」というのは、ほとんどが「身体」ということになっています）。つまり、ヒトそれぞれのなかに、独立した三つの波があるということです。

　ということは、気持ち（感情）がふさいでいても、頭の働き（知性）は鋭いときがあったり、逆に頭の働きが鈍いときでも気持ちはいい感じの日があったりということになります。

　あるいは、ふつう気持ちがふさげばお腹もすかないように思えますが、気持ちがふさいでも「腹へったー」と、食欲旺盛（身体）のときがあるということにもなります。さらには、体の具合が悪いときも、気分スッキリ、頭もスッキリということにもなるのでしょう。

　本当かどうかはともかく、バイオリズムというのはそういう考えだということです。

『新明解国語辞典』は、バイオリズムを、そういう考えにおける「リズム」だと定義していますが、そういう考え自体もまた、ここではバイオリズムということにしましょう。

人間には三つのリズムが独立してあるというだけでも驚きなのに、バイオリズムはさらにこう考えます。

「三つのリズムは誕生日を起点にして始まり、まったく乱れることなく、一生死ぬまで続く」

驚くことは、まだあります。起点は人それぞれの誕生日で違うのですが、三つのリズム（周期）は個人では差はなく、ヒトはみな同じリズムを持っているということです。すなわち、次のようになります。

身体――23日

感情――28日
知性――33日

また、この23日、28日、33日というのは、平均値でもなく、なんと常にそのリズムをとり続けるというのです。

例えば、人体の生理的な周期といえば、まず真っ先に思い浮かぶのが月経です。月経というくらいですから、月に1回。約28日の周期といわれていますが、これは個人個人で違うし、個人においても、間隔が25日のときもあれば、三十何日かでやっとくるという場合もあります。だいたいは24～35日周期に収まるようですが、それでも体調が崩れれば、何カ月もなくなってしまうということも珍しくはありません。

それに対して、バイオリズムの周期は絶対不変で、誰においても、23日、28日、33日の周期が、生まれたときから死ぬまで、変わらぬテンポで確実に刻まれていくというのです。これは私にとって、「心臓の鼓動は、人間は誰でもみな、いつでも何があっても、笑っても怒っても、寝ていても猛ダッシュしても、1分間に70回」というのと同じくらいの驚きでした。

こういう正確なリズムを刻んでいるからこそ、誕生日を起点にして、23日、28日、33日の倍数で追跡していけば、今日は活動周期（バイオリズム）の起伏の波のどこに当たるのかがわかるというわけです。

波というからには、プラスとマイナスの起伏があります。次ページのイラスト図を見るとおわかりのように、**例えば28日周期だと、プラスに振れている日とマイナスに振れている日がそれぞれ14日ずつになります。**

また、頂上へ向かって上昇している日が14日間あれば、底へ向かって下降している日が14日間あることがわかります。この向きは、そのまま人体の活動の調子の上向き・下向きに相当します。

このグラフは単なる波のモデルではなく、それぞれの誕生日を起点にして、

■バイオリズムにおける感情の28日周期

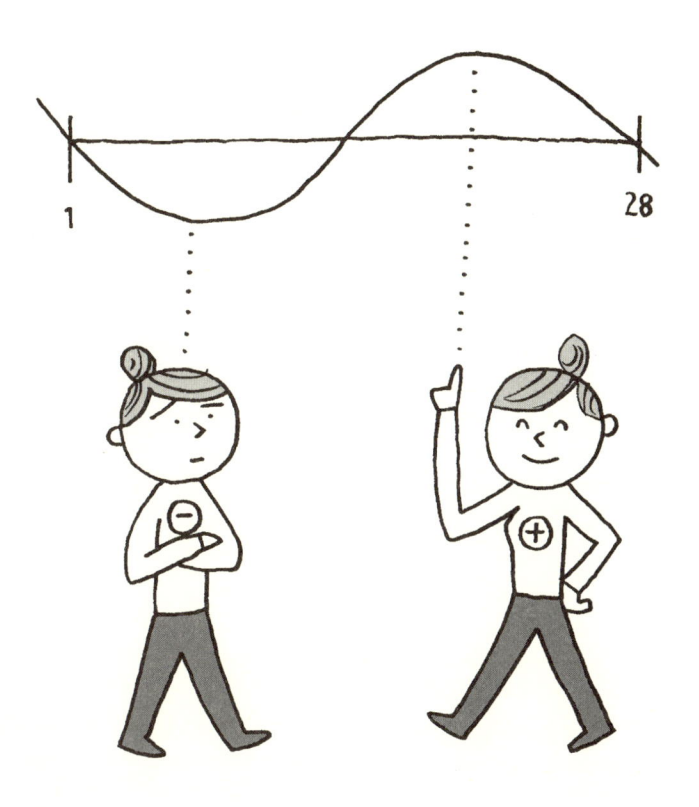

365日のカレンダーと重ね合わせることができます。ですから、今日という日に、三つのリズムがどの位置にあるかがわかるのです。もちろん、今日ばかりではありません。過去はもちろん、未来の何月何日がどのリズムにあるかまでわかるということになります。

もしそれが本当なら、自分のチャートをつくって、今日から将来にわたって、毎日の行動指針として利用することもできるでしょう。まさにそれを訴えているのがバイオリズムなのです。

占いとバイオリズムの似たところ

バイオリズムは、百年ほど前にドイツやオーストリアの学者が唱えたもので、すぐに世の中に受け入れられ、しばらくは安泰でした。

バイオリズムでは、その波の底や、下降に向かう波が中間点を通るときによく事故や自殺が起こるといいます。ところが、科学者たちが改めてバイオリズムと事故や自殺などの関連性を調べてみると、そこにはなんの相関もなかったことが調査で明らかになっていったのです。

　バイオリズムに対する疑問は、40年ほど前から発展してきた、生理学的な生体医学・時間医学によっていっそう強くなりました。それでもバイオリズムの息の根は止まらず、いまでもけっこう関連本などが出ています。

　では、バイオリズムは正しいのか、ニセ科学なのか、いったいどっちなのでしょうか。

　単純に考えると、バイオリズム説では、同じ日に生まれた人は、みなまったく同じ好不調のパターンにならなければなりません（時間のズレはありますが）。

　誕生日で運勢をはかる占いもまた、生年月日が同じ人は、まったく同じ運勢が定められていることになります。そのため、バイオリズムは占いだと皮肉られたりするのです。

占いは本当に統計学か

私たちは昔から占いに慣らされていて、習慣的にテレビや雑誌などの占いコーナーで一喜一憂しています。女性誌に欠かせないのが占いです。

しかし、ゲーム感覚で楽しむぶんにはいいとしても、冷静に考えると、生年月日が同じなだけで、運命の波がみな同じなんていうことがありえるのかと疑問に思えてくるのではないでしょうか。

身近で生年月日が同じ人と出会うことはまずないし（同じ年に生まれた人間が集まる学校でも、３６５人に１人の確率です）、仮にいたとしても、いいサンプルだということで、お互いのこれまでの運勢を照らし合わせて吟味するなどということも、まずないに違いありません。

だいたい、星座占いなら12分の１の確率なので、身近に同じ星座の人間が何人もいるはずなのに、自分だけに与えられた占いだと思いがちです。同じ星座の他人の運勢と自分の運勢とを照らし合わせて、占いの妥当性を吟味しようともしません。

また、天気予報には当たらないと文句をいうのに、占いが当たらなくても誰も文句はいいません。占いは客観的に検証できる予報を出すものではないし、またゲームだと割り切れるところもあるからでしょう。

けれども、占い師は、占いを当たるかどうかもわからないゲームだとは決していいません。

占い師はよく、占いのことを統計学だといいます。先人たちによって、長年にわたって、無数の人間の運命が分析されてデータが集められ、体系づけられた学問なのだ、と。でも、その統計を見たことがないのは私だけでしょうか。

生年月日が同じ人たちを並べて、その運勢を比較検討する。はたして、そこにどれだけの共通性があるものなのか。

学術誌に掲載できるような科学的な研究論文とまでいかなくても、せめて多少なりとも客観的な判断ができるデータを示してほしいものです。現代の占い師たちが、そういう科学的に得られたデータや分析を示してくれた例を私は知りません。

私にはバイオリズムは当てはまらなかった

バイオリズムにも、占いと同じ嫌疑がかけられています。

バイオリズム説が正しいかどうか、それを判別するためには自分で分析するのが一番でしょう。

難しいことはありません。バイオリズム説はきわめて単純で、身体が23日、感情が28日、知性が33日の周期で調子の起伏を繰り返すという、ただそれだけのことです。

誕生日さえわかれば、誰でもそのチャートを描くことができます。多数の人間を分析して統計を出すのが大変なら、その前にまず、バイオリズム説に合わせて、自分で自分のチャートをつくって観察してみればいいのです。

私は、自分を実験台にして検証してみました。ところが、バイオリズムが打ち出している波を、私自身には何も見出せなかったのです。人に必ずあるはずの、誕生日を起点にした波が私にはなかったのです。

それでも私は、なんとなくバイオリズムを全否定する気にはなりませんでした。そこには何らかの真実があるのではないか、そんな気がしていたのです。もともと周期研究家の一員として、なにごとにも周期を見ようとする考えには共感を惜しまないのが私の癖です。

個人のリズムより集団を操るリズムに関心があった

私は子どものころから、自然のリズムに関心がありました。

冬になれば雪が降り、春になれば木の芽が出ます。

小学校に入れば月を観察させられます。満月は約29・5日周期でやってくるとか、地平線から月が出るのは、前日より必ず50分ほどの遅れになると知ったときは、それはもう驚きました。いったい誰が、毎日毎日、この天球儀のネジを巻いているのだろうと思ったものです。

その後、大人になるにしたがって、人間のリズムに関心が移っていきました。といっても、医学的な生体リズムとか、バイオリズムのような人それぞれのなかで刻まれる個人のリズムより、もっと大きなリズム、つまり個人を超えた大きな集団に見られる全体のリズムに興味を覚えるようになったのです。例えば、何十年周期・数年周期の経済の波、株価の変動、流行現象などです。

渡り鳥はある時期になるといっせいに飛び立ち、セミは何年間も土のなかで過ごした後、いっせいに土から這い出て羽化します。海には、月の満ち欠けに合わせて生殖活動をする動物がたくさんいます。

誰かが号令を発しているわけでもないのに、大集団がみないっせいに同じ方向へとなびく。人間には言葉もあるし、マスメディアも発達しているので、一度に大勢の人間が同じ方向へどっと動くのもわかります。でも、自然の動物たちはいったい何を号令にしているのでしょうか？　人間の言葉に相当する、自然界からの目に見えない号令が必ずあるはずです。

その号令のなかには、動物だけではなく、人間もまた従わざるをえないものもあります。人間もまた自然界の一員なのですから。夏にはみな汗をかくし、冬にはみな寒さにふるえます。四季は自然界の周期にほかなりません。

そういう集団を動かす大きなリズムを見出そうとしていたことが、個人的なリズムの真偽はさほど気にせず、たとえバイオリズムが私には当てはまらなくても、田村康二氏ほどの否定をさせなかったのかもしれません。

いや、なんとなく、バイオリズムが掲げている23日・28日・33日の三つの周期に、私はある種の真理の匂《にお》いをかいでいたのです。そのときはまだはっきりとは意識していなかったのですが、バイオリズムが個人に宿るとする、その周期というのは漠然と、個人ではなく、集団に宿るリズムではないかという発想があったのです。

私が見出したのは「集団のリズム」

例えば、心筋細胞をバラバラにしてそれぞれを遠ざけると、それぞれがバラバラに収縮を繰り返しています。ところがそれを1カ所に集めてやると、しだいにそのリズムが同期してきて、全体で統一された拍動となります。

個体の律動は、個体がたくさん集まったときには全体の律動に統一される。人それぞれに、寝起きなどの個別な1日のリズムはあっても、軍隊に入れば全体の規律にみな統一されてしまう。社会生活というのは、自分のリズムを全体の規律に合わせるようなものです。

全体の号令の前では、個々人の持ち前のリズムは隠れて、その号令が優先される。そういう強制的な号令があるわけです。もし満月に合わせて産卵する動物がいるなら、月が何らかの号令を発していると見なさざるをえないでしょう。

祭りばやしの太鼓の音につい誘われてしまうのが人間です。気持ちのいいビートを聞くと、それに合わせて自然にリズムをとっています。北風に吹かれればコートの襟を立て、暑くなればコートを脱ぐのが人間です。

そのように、私は多数の人間が同時に動かされる現象に注目し、それを追究していったのです。**その結果、人間すべてに、一様に降り注ぐリズムを発見したわけです。**

■集団的に起こる生体リズム

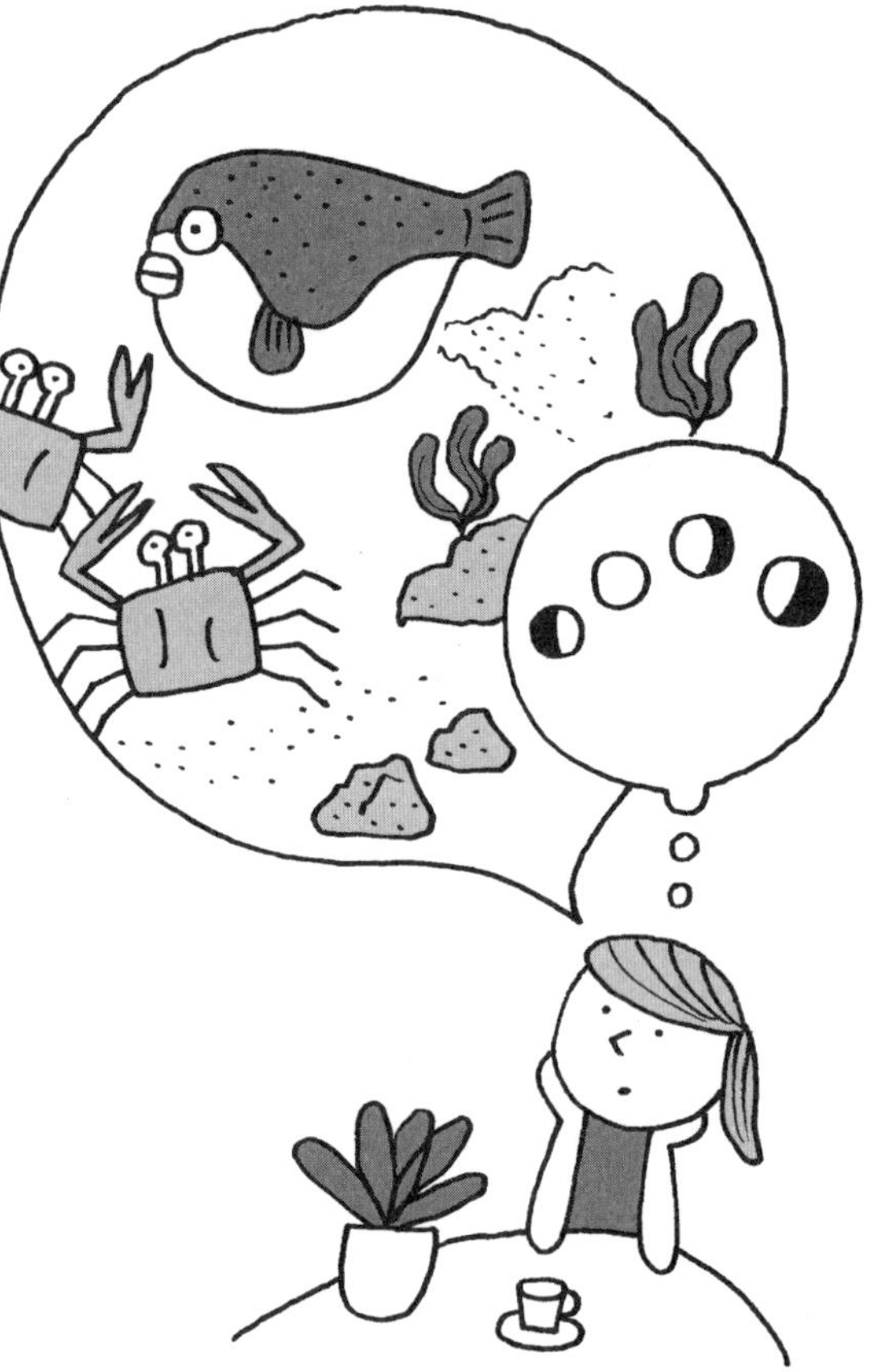

●クサフグは、満月や新月のころの満潮時に産卵、受精する
●カンモンハタは、満月の数日後に産卵する
●アカテガニは、満月と新月のころの満潮時に幼生を放出する

それは、日本人だけ、西欧人だけ、北米や南米人だけを踊らせるというローカルなリズムではありません。ロシア人も踊れば、ブラジル人も踊ります。インド人だって踊ります。世界全体を揺るがす、いわば地球の鼓動のようなもの。集団的に生起する生体リズム（※）。**満潮になるとフグがいっせいに卵を産むように、人間にもそのようにいっせいに行動するリズムがあるということです。**

とはいっても、さすがに人間はいっせいに回れ右をしたり、排卵したりすることはありません。それでも一様に、ある一定の衝動を促す刺激がどこからか降り注ぎ、人々を一定の行動に駆り立てていると考えたわけです。

（※）集団的に起こる生体リズム

私は、この生体リズムを「幸運を呼ぶ波」と呼んでいます。「幸運を呼ぶ波」とは、リズムそのものをいうと同時に、その周期をも意味しています。

また、「幸運を呼ぶ波」のなかには身体生理（美容と健康）の23日、感情の28日、知性の33日の周期と、3種類の波があります。

もう少し正確にいうと、実際にすべての人々のなかに衝動が生まれているのかどうかはともかく、少なくともそういう衝動を誘う〝刺激〟が天空から降り注いでいると考えたわけです。その結果、じっさいに行動に駆り立てられるのは百人のうち50人か40人、あるいは10人にも満たないのかもしれません。でも、刺激は確実に降り注いでいるのだ、と。あとは、その刺激に敏感か鈍感かの違いがあるだけです。

地球に降り注ぐ天空のリズム

それでは、〝太鼓〟の音はどこからくるのでしょう。前にもいったように、それは決して一地域にだけとどろく雷鳴のようなものではありません。**地球全体に降り注ぐ大きなリズム、太陽や月などがもたらす天空のリズムです。**

天空（宇宙）から降ってくるので、私はそれを「**コスモリズム**」と名づけました。そして、それを号令にして人間にもたらされるリズムが**「幸運を呼ぶ波」**です。この波の周期は、私が独自に発見したものですが、その発見のヒントになったのがバイオリズムです。

またもう一つ、それ以上に参考になったある周期説があります。気取っていえば、バイオリズムが母なら、その周期説を父として私の「幸運を呼ぶ波」が生まれたのです。

つまり、ある事象が23日周期で起きるということです。ある事象、それは地球に降りかかる大きな自然のうねりです。

バイオリズムよりそちらの周期説のほうがはるかに私の発想に近く、その意味では父というより「幸運を呼ぶ波」の原型といってもいいかもしれません。

地球には23日周期の「特異日」があった

それは、予測工学を研究されていた故・井上赳夫氏（科学技術庁科学調査官、科学審議官、元電気通信大学講師などを歴任後、科学技術評論家として活躍。２００３年に他界）が発見したものです。

具体的には、大きな天災や人災などに表れる周期です。

井上氏は、航空機事故、大地震、大火災、大列車事故、海難事故などの大規模な死傷者をもたらす天災や人災が、1年のうちの一定の日付に集中していることを突きとめました。

それが次ページの表です。その特別な日を、井上氏は「特異日」と名づけました。特異日は1年のうちに16日あります。

それを知ったとき、私はもう目の玉が飛び出るほど驚いて、その目玉を戻す

■大災害をもたらす特異日「特異日と特異日の間は23日」

	特異日	特異日圏
①	2月11日	2月　7日～　2月15日
②	3月　5日	3月　1日～　3月　9日
③	3月28日	3月24日～　4月　1日
④	4月20日	4月16日～　4月24日
⑤	5月13日	5月　9日～　5月17日
⑥	6月　5日	6月　1日～　6月　9日
⑦	6月28日	6月24日～　7月　2日
⑧	7月21日	7月17日～　7月25日
⑨	8月13日	8月　9日～　8月17日
⑩	9月　5日	9月　1日～　9月　9日
⑪	9月28日	9月24日～10月　2日
⑫	10月21日	10月17日～10月25日
⑬	11月13日	11月　9日～11月17日
⑭	12月　6日	12月　2日～12月10日
⑮	12月29日	12月25日～　1月　2日
⑯	1月19日	1月15日～　1月23日

■特異日圏に発生した（記憶に残る）地震および火山噴火例

1923年　9月　1日	関東大震災
1990年11月17日	雲仙普賢岳（198年ぶりの噴火）
1991年　6月　3日	雲仙普賢岳大火砕流発生（死者43名）
1995年　1月17日	阪神大震災
2004年　9月　1日	浅間山噴火
2004年10月23日	新潟中越地震
2004年12月26日	スマトラ沖地震による大津波
2005年　3月28日	第二次スマトラ沖地震

のに苦労したものです。

「たしかに本当なら驚きだ。でも、これは1年のうちの特別な日付ということで、周期とは関係ないんじゃないの？」

と、みなさんは思われたでしょうか。

でも、日付をよく見てください。それは23日周期になっているのです（ただし、例外は2月11日と3月5日の間が22日、12月29日と1月19日の間が21日）。

飛行機事故は続けて起きる

この「特異日」の発見のきっかけになったのは、航空機事故でした。航空宇宙工学が専門だった井上氏は、あるとき、**事故がどうも集中して起きるような気がしたのです。**

みなさんも「飛行機事故は続けて起きる」という話は聞いたことがあるでし

ょう。若い人はわからないかもしれませんが、じっさいこの日本で、飛行機が立て続けに墜落したことがあったのです。当時の日本に、それは不気味な衝撃を与えました。その連続した墜落事故が、井上氏を研究に駆り立てたのです。

　１９６６年春。まず、２月４日に羽田沖で全日空機が墜落し、１２３名が死亡。１カ月後の３月４日、カナダ太平洋航空機が羽田空港防潮堤に激突、59名が死亡。翌３月５日には、ＢＯＡＣ機が富士山上空で空中分解し、１２４名が死亡しました。

　それをきっかけにして、井上氏が過去にさかのぼって世界中のさまざまな大事故の統計をとってみると、やはり、ある一定の日付に高確率で集中していることが判明したのです。その一定の日付が特異日です。

　また、この16日以外に、その前後４日間にも集中していることがわかり、特異日を入れたその合計９日間を「特異日圏」としました。

　ちなみに、５２０名もの死者を出した日航ジャンボ機の御巣《おす》鷹山《たかやま》事故が起きたのも、１９８５年８月12日で、特異日の前日です。

特異日圏は、１年間の合計で１４４日になります。１年を３６６日として（うるう年を含める）、それ以外の圏外の日数は２２２日。この１４４日の間に発生した比率は、たしかに圏外より高いことがわかりましたが、それでもめちゃくちゃ集中しているというわけではありませんでした。

ところが興味深いのは、**１日の大事故の発生件数が多くなるにしたがって、特異日圏内に集中してくるということです。**航空機事故をはじめ、大地震や大火災などの事故を日付で振り分けると、発生件数ゼロの日もあれば、１日に何件も発生している日もありました。**そして、１日に７件以上発生する事故の多発日は、すべて特異日圏にあることがわかったのです。**

しかも、その特異日というのは23日おきという規則性があったのでした。

私の関心を引いたのは、事故が特定の日付に集中するということよりも、まさにその23日おきという周期にありました。その周期こそが、私の後頭部を直

■日本国内発生の航空機事故一覧（2000年代）

発生日時	航空会社、他	機　種
・2000年 6月28日	自衛隊	C1輸送機
・2000年11月13日	米空軍	F16戦闘機
・2001年 3月25日	個人	パイパーPA-28
・2001年 6月25日	航空自衛隊	F4EJ改ファントム
・2001年 6月27日	日本航空	DC10
・2002年 3月 7日	陸上自衛隊	OH6D
・2003年 3月24日	アジア航測	ガルフストリームコマンダー695
・2004年 1月22日	国際航空輸送	セスナ172P
・2004年 3月 7日	中日本航空	アエロスパシアルAS355F1
・2004年 6月 2日	雄飛航空	アエロスパシアルAS355B
・2004年 8月13日	在日米軍	CH53D

■日本国外発生の航空機事故一覧（2000年代）

発生日時	航空会社	機　種
・2000年 4月 19日	エアフィリピン	ボーイング737
・2000年 7月 17日	アライアンス航空	ボーイング737
・2000年 7月 25日	エールフランス	コンコルド
・2001年 3月 24日	エール・カレーブ	DHC-6ツインオッター
・2001年 5月 17日	Faraz Qeshm Airlines	ヤコブレフYak-40
・2001年11月 12日	アメリカン航空	エアバスA300
・2002年 1月 17日	Unidad de Aviacion	フェアチャイルドFH-227
・2002年 2月 12日	イラン・エア・ツアーズ	ツポレフTu-154
・2002年 4月 15日	中国国際航空	ボーイング767
・2002年 7月 1日	バシキール航空 DHL	ツポレフTu-154M ボーイング757
・2002年11月 11日	ラオアグ国際航空	フォッカーF-27
・2003年 3月 6日	アルジェリア航空	ボーイング737
・2003年12月 25日	Union des Transports Africains de Guinee	ボーイング727
・2004年 2月 10日	キシュ航空	フォッカー50
・2004年 6月 8日	ガボンエクスプレス航空	ホーカシドレーHS-748

撃して目玉を飛び出させたのです。

２０００年以降の国内外の飛行機事故を調べたところ、実に30パーセントの確率で事故が発生していることがわかりました。

航空機事故と地震に共通するものは？

こうした特異日圏が存在するということは、当然、それらの事故に共通する条件がなければなりません。それがすべての事故の原因となるからです。

では、その条件とは何か？

井上先生は、まず航空機事故の原因から考えます。

航空機事故の原因は、大きく分けて二つあります。人為的ミスか、悪天候などの自然現象によるもの。といっても、気象条件の悪いところに、操縦ミスや整備不良が絡《から》むこともあるので、どちらかに分けられない場合も多々ありますが。

井上氏の推理の筋道はとても面白いのですが、残念ながらそれはここでは省かせてもらって、その仮説の結論だけをいいます（詳しくは前著『ツキを呼ぶ暦』をお読みください）。

月と太陽の規則的なダンス

航空機事故を招いた張本人は、地球の自転と、地球を揺るがそうとする太陽と月の引力だというのです。

太陽と月の二つの力によって、地球は軋《きし》んだり、ねじれたりしています。月は海にはたらいて満潮や干潮をもたらすことは知られていますが、大地もまた月の引力によって、１日のうちに月に面した部分とその反対側が、十数センチほど隆起し元に戻るという起伏を繰り返しています。

さらに、地球の自転も地球自身を歪《ゆが》ませます。それらの三つの力が合わさって、地球の地軸を動かそうとする力を「歳《さい》差《さ》偶《ぐう》力《りょく》」といいます。

いうまでもなく、地球は1年で太陽のまわりを回り、月は約29・5日で地球のまわりを回っています。この三つの宇宙空間のなかでの配置によって、地球にかけられる力が変化します。

この配置を、1分1秒の微妙な差までとって、細かいパターンにすると、地球にかかる力のバリエーションは無限になりますが、ある程度の大まかな配置でパターン化すると、その数は限定されてきます。

例えば、太陽に対する地軸の傾きは、大まかに眺めると、夏（北半球が太陽に向かう）と冬（南半球が太陽に向かう）の2パターンと、北と南で差の出ない春・秋の1パターンで、合計3パターンになります。

この太陽と地球の関係に、月が絡みます。月の位置は、大まかにみると次の三つになります。

・新月（太陽→月→地球の順に並ぶ）
・満月（太陽→地球→月の順に並ぶ）
・半月（太陽と地球との直線上にではなく、太陽と地球との直線に対して90度に位置する）

太陽や月から地軸が影響を受けるのは、それらに対して地軸が傾いているときだけです（太陽や月に向かって、地軸の背骨がお辞儀をするように傾くか、腹を出して反《そ》り返っているときだけ影響を受けるということ）。

イメージ的に、月は満月のときもっとも地球に影響を及ぼすような気がします。じっさい、生物には、満月のときに影響を受けるものがたくさんいます。しかし、地球全体をゴロンと転がすような地軸への力学的な力としては、**夏と冬において、新月のほうが満月の3倍も影響を与えます。**というのは、太陽に向かって地軸が傾いているうえに、月と太陽が同じ方向に並んで、いっしょになって地球を引っ張るからです。

この夏と冬の新月時が、歳差偶力としては最大になります。それでは夏と冬の満月ではどうかというと、月は太陽と反対側に位置するので、お互いの力が打ち消し合うことになるわけです。

春と秋には、そもそも太陽に対して地軸が傾いていませんし、そのときの満月や新月でも、月にもまた地軸は傾いていないことになるので、地球への影響力はゼロです。

太陽と月の地球にはたらく力を比べると、月のほうが大きくて太陽を1とすると、月はほぼ2になります。次ページの図に示された1から3の数字は、太陽と月の配置による、太陽の力（1）と月の力（2）との、足し算や引き算の合計を表したものです。

といっても、これはあくまで地軸への、太陽と月との影響力をみるものです。地球全体を歪ませて、地殻を引き裂こうというような引力としては、そう単純ではないでしょう。

■季節による歳差偶力の変化（出典『「偶然」の真相』）

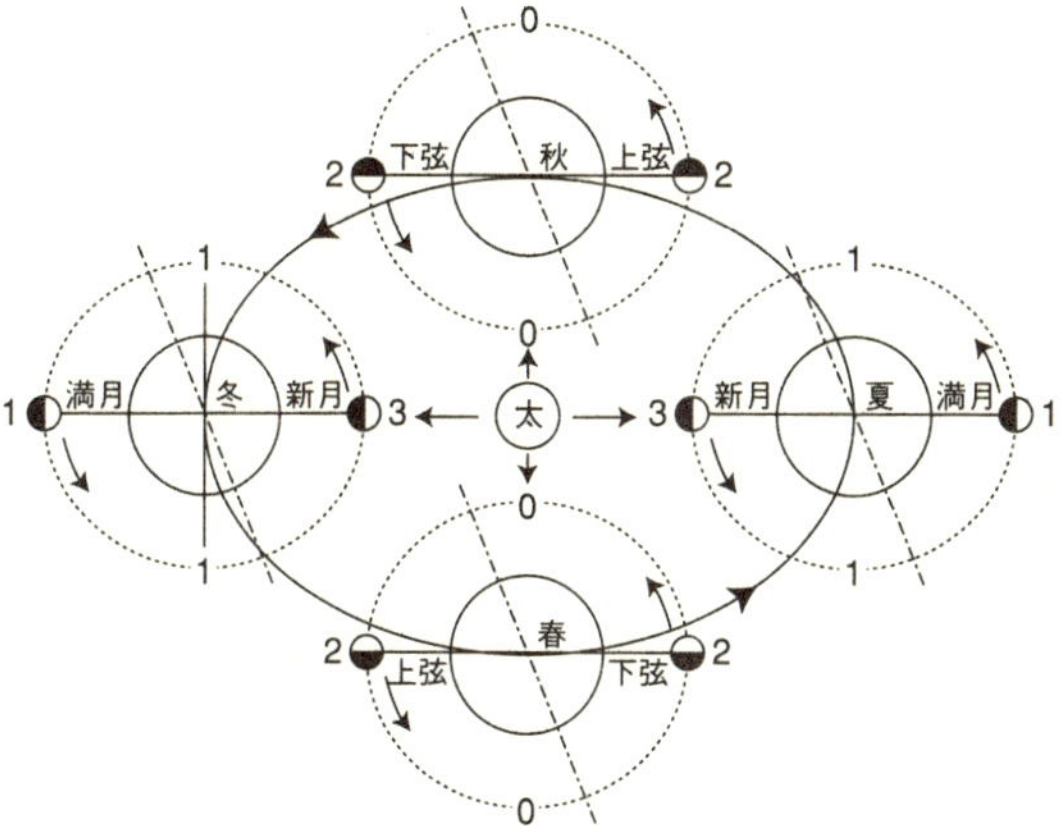

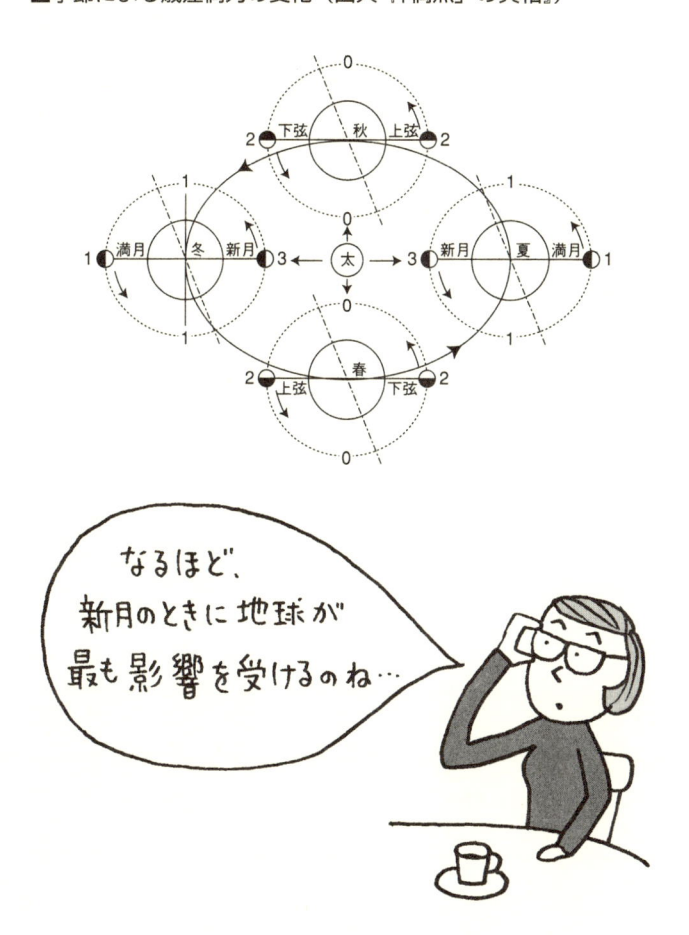

例えば、満月は太陽と月が反対側に並ぶので、お互いの力が相殺されるといっても、地球を両側から引っ張るかたちになるので、地球を歪める力としてはかなり影響があると思われます。

ここで知っていただきたいのは、地球にかかる力の大小ではありません。1年のあいだに地球にかかる力が変化するわけですが、その規則性に注目してほしいのです。

宇宙空間をめぐる太陽や月、地球の運行は、非常に精密なスケジュールで管理されているので、地球にかかる力も定期的にやってくると考えられるということです。そこにリズムも生まれます。

大気の流れを揺るがす

地球にかかる力に周期性があるのはいいとして、それでは、それがどうして飛行機を落とすのか。問題はそこにあります。

この太陽と月の力は、地軸を揺らしたり、地球の形を歪ませたりするものですが、大気にも作用するというのです。大気の流れを乱し、それがジェット気流の流れにもまた大きな乱れを生み出す。つまり、その乱れが定期的に生じていると考えるのです。その乱れが、乱気流やダウンバースト現象としてはたらいて、飛行機を打ちつけると井上氏は推理します。

この気流の乱れは、海では高波を誘って船を沈め、火災では火勢をあおるウチワとなったと考えるわけです。たしかに大火災はよく、「おりからの強風にあおられて」広がっていったといわれます。

■列車事故も特異日圏に集中！

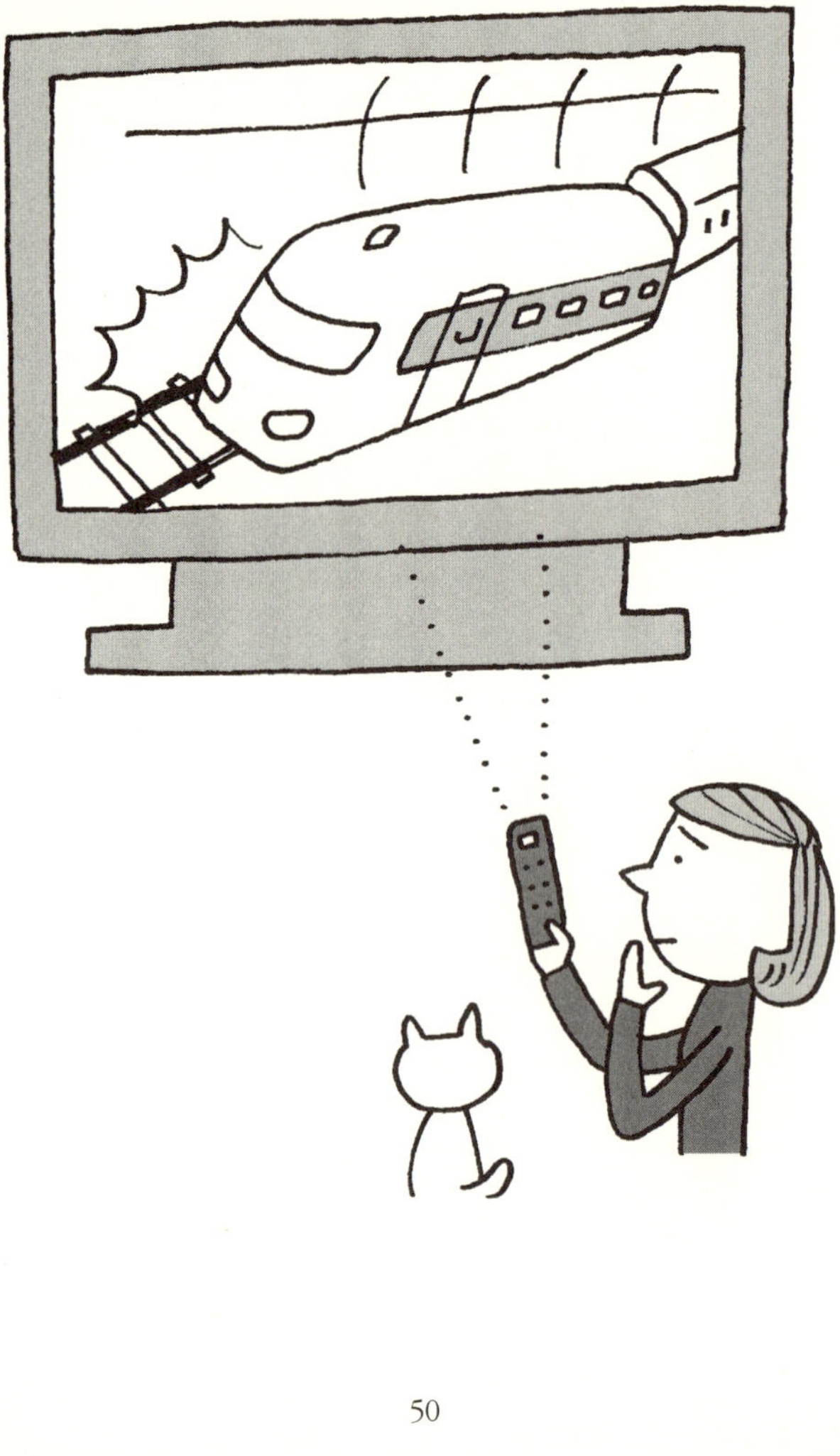

さて、地球が太陽と月の二つの力で軋まされているのなら、地震もまたこの力で解明できます。というより、大地を揺るがす力なのですから、大気が乱されることより、地震が引き起こされることのほうが理解しやすいでしょう。

問題は、列車事故です。

航空機事故や海難事故、火災や地震とちがって、列車事故の場合、ほとんどが人為的なミスによるものです。**ところが、この列車事故も調査してみると、やはり特異日圏に集中していたというのです。**

ということは、大気への作用だけでなく、人為的なミスにつながる人への影響、つまり精神的なリズムを乱す周期があると仮定できるわけです。

心身を乱す力も天から降ってくる

宇宙からやって来る何らかの刺激によって、人間の精神が左右されるといえば、ホントかな？　と疑問に思うとしても、「気分は気象条件に左右される」というと容易に認められます。

一般に天気と気分はリンクします。天気がよければ気分も晴れやかになるし、曇ればうっとうしくなります。

昔から台風が来たり気温が下がったりすると、関節や古傷が痛むといわれています。最近、これが気のせいでもないことが、名古屋大学環境医学研究所のネズミの実験で明らかになりました。

まず、大型の台風が接近しているときと同じような、27ヘクトパスカル程度の低い気圧をつくった環境で、後ろ足に炎症を持ったネズミに刺激を与えて観察します。そのネズミの回避行動の数は気圧低下させる前よりも増え、軽い刺激でも、より敏感に回避行動をとることがわかりました。

また、**気温を低下させても、**同じ傾向がみられたということです。**梅雨寒や秋雨時に慢性痛がひどくなるというのは本当でした。**天気に気分を左右されるばかりか、痛みまで与えられるのです。

痛みまでいかないとしても、気候によっては、単なる〝気のせい〟以上のマイナスの変化もあります。動悸がしたり、咳が出たり、なんとなくイライラしたり、頭がもやもやして冴えないということはよくあります。こういうマイナスの心身の変化は、ある気温と湿度になったときに起こりやすいことがわかっています。

気温と湿度の関係で決まるのが水蒸気圧です。大気中の水蒸気圧がある一定の数値（約6～7ミリ水銀柱）に急に低下したり、20ミリ水銀柱以上に上昇したり（つまり高温多湿になること）すると、脳卒中、心臓病、肺炎などが起きやすくなるという報告があります。こういうときには思考力の低下も招き、人為的なミスが起こりがちだというのです。

そのような人間の心身に不調を招く気象学的な状態を、井上氏は「**錯誤圏**」と呼んでいます。

これが23日周期でもたらされるのなら完璧なのですが、一般に水蒸気圧が6～7ミリ水銀柱になるのは春と秋に数日間ずつしかなく、高温多湿は夏にしかありません。「錯誤圏」に23日の周期性はないのです。ただし、特異日の大気の変動が気圧の変化をもたらし、一部に錯誤圏がつくられる可能性があると井上氏は指摘しています。

これにより、同じ仮説によって自然条件と人為的ミスによる事故が同時に起こりうることの解明が試みられたのです。

偶然の23日周期

井上氏が発見したこの特異日の23日周期は、偶然にもバイオリズムの身体の周期の23日と同じです。

井上氏の周期が地球全体へ降り注ぐ周期であるのに対し、バイオリズムは個人個人の生年月日が起点となる周期なので、両者の接点は何もないようにみえます。

それとも、地球的規模で23日周期をもたらす宇宙の力が、個人の誕生の時点で、何らかのかたちで個人個人に刻みつけられるとでもいうのでしょうか。それは私にもわかりません。

それでは、井上氏の周期は、私が発見した23日周期と同じなのかどうか。それが本題です。

つまり、私が発見した23日周期の波の山や谷が、井上氏のそれとぴったりと重なるのか。重ならないまでも、何らかのかたちで同調するのかどうかです。合致するなら話は簡単です。もしそうなら、世界はじつに見事につくられています。大地が震え、大気が震えるときには、人の体調もまた微妙にバイブレートされるのです。もし飛行機が落ち、大火災が発生するときには、体調を調節するどこかのネジも緩んで、うっかりミスを起こさせたり、あるいは脳の血管さえも詰まらせたりするというなら、大地と空と人間は同じ黄金の法則によって貫かれていることになります。

もしそうだったなら、あえて私は独自の研究をすることもなく、井上氏に弟子入りしていたでしょう。ところが、世界はそう単純には出来ていなかったのです。

偶然にも23日周期は同じでしたが、私が見出した周期は、同じ23日周期でもまるで違っていたのです。

その違いは、**まず、井上氏の周期は特異日として1年のなかで日付が決まっていますが、私のそれは日付が流動的であることです。**井上氏の特異日は、完全な23日周期ではなく、多少補正されることによって、日付が固定されています（３６５日や３６６日は23で割り切れない）。

それに対して、私の23日、すなわち「幸運を呼ぶ波」の周期は不変です。ですから、日付は固定されずどんどん動いていくのです。

■井上赳夫氏による23日のリズム

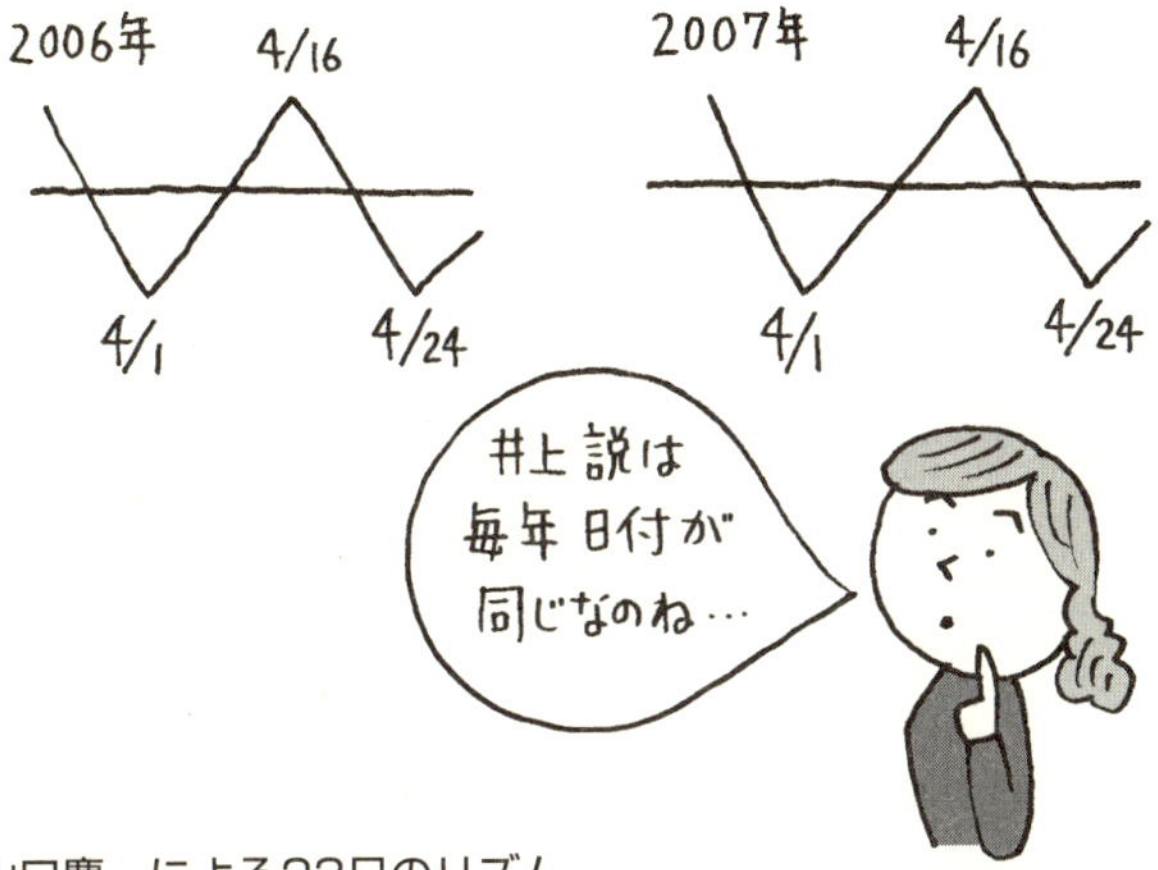

■山口慶一による23日のリズム

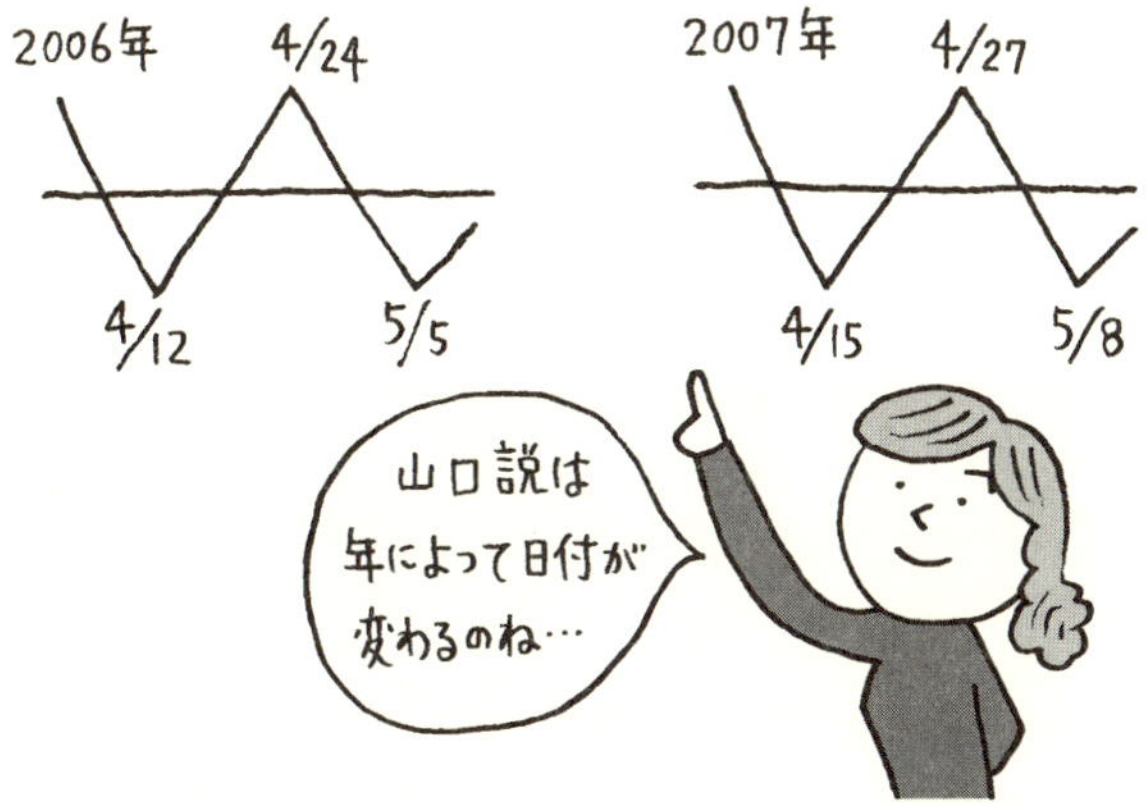

■井上赳夫氏のバイオリズム一覧

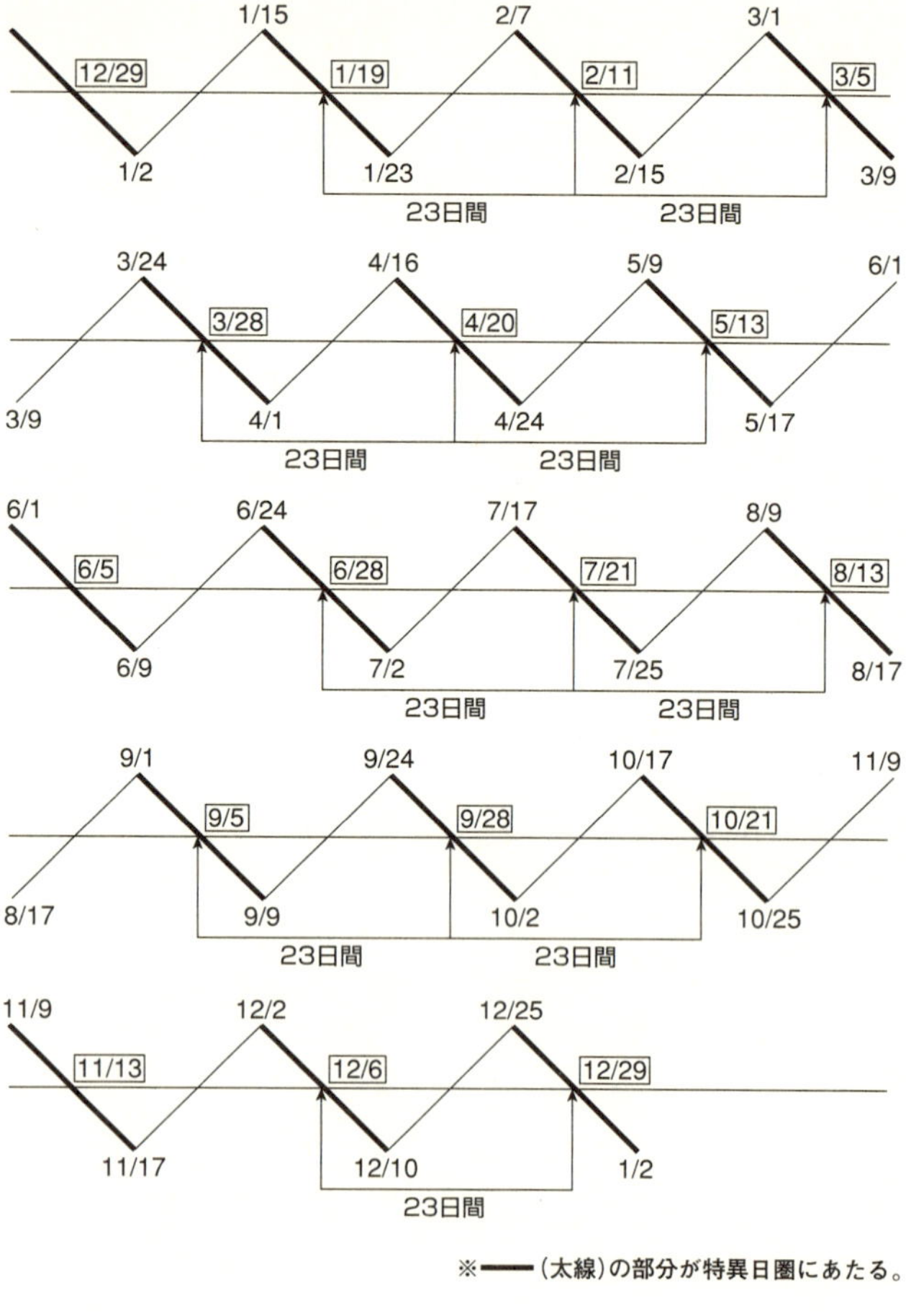

※━━(太線)の部分が特異日圏にあたる。

歳差偶力だけではわからない

私の23日周期も、井上説と同じように、太陽や月などの宇宙からのシャワーを、そのサイクルの原動力だとみなします。

ただし、「幸運を呼ぶ波」は、太陽と月と地球の配置が変わることによる、地球にかかる引力の変化だけがもたらすものではないと考えます。そのほかに、黒点をはじめとした磁気や電気的な太陽活動なども視野に入れています。

といっても、それらの天体の活動が、人間の行動の周期へと変換される公式を見出したのではありません。それを数字で明らかにしたら、人類の大発見でしょうが…。私が見出したのは、あくまで人間全体に脈打っているリズムの存在だけです。

だから、人間を一定のリズムで踊らしている〝太鼓〟が太陽や月にあるというのもまだ仮説にすぎません。

たとえ、約29・5日の月の周期（新月〜満月）に合わせていくつかの海の生物がダンスをすることに因果関係があることが明らかになっているとしても、厳密にいえば、それは周期が合っているというだけで、月からの刺激がどのように生物の生理に転換されるのか、そのメカニズムは、まだ科学的には解明されてはいないのです。

人間のなかにも、月齢の周期とリンクする活動があることがわかっています。出産は満月や新月の周辺で増え、交通事故死は満月時に多くなることが統計で明らかになっています。

しかし、「幸運を呼ぶ波」の周期には、多くのファクターが絡み合っています。ただし、どこかの星が23日周期で人に影響を与える特殊な電波でも放っているとすれば話は別ですが…。

宇宙と人間との電磁気的交流

宇宙から地球に降り注ぐシャワーとして、人間に影響を与えるのは月の潮汐《ちょうせき》力のような力より、太陽の電磁気的な作用のほうが強いと私は考えています。太陽は太陽風という、電気を帯びた粒子をたえず地球に浴びせ続けています。そのシャワーの大部分を防いでいるのが地磁気の傘で、それがなければ生物は生きてはいけません。

人間の細胞の生理は、電気を帯びたミネラル（イオン）の活動をベースにしています。生物自体が、電気がなければ生きられない電動ロボットなのです。だからこそ、心電図や筋電図がとれるし、脳波計もとれるのです。人間は電磁気的な存在であり、外界の電磁気的な変化は、人間の生理に影響を及ぼします。

２００４年12月26日（これも特異日圏）に起こったスマトラ沖の大地震では、

大津波のあと、災害地を調査したところ、象や野ネズミなどの野生動物の死骸が1匹も見当たらなかったそうです。科学者によると、これは、野生動物たちが大気中に発せられた磁気エネルギーの変化をいち早く感じ取って、津波が来る前に高台に逃れたからだと考えられています。

人間のなかにも、そうした磁気エネルギーを強く感じる人がいて、そうした人たちは地震の直前には気分が悪くなったり吐いたりするそうです。

そういう電磁気的な力を、井上氏は考慮していません。

また、もともと井上氏の説と私の説は、その前提で大きな違いがあります。井上氏の説が地球環境と人間とに与える影響の両方を網羅する原理として考えられているのに対し、私の23日周期は、あくまで人間にだけはたらく生体リズムに作用する力だけをピックアップしています。だから違いも出てくるのでしょう。

井上氏が人間の活動にだけ的をしぼって調査すると、どんな結果になるか興

■スマトラ沖地震をゾウが予知!?

ゾウが予兆？

津波直前〝叫び声〟

タイ・カオラック

【バンコク＝林田裕章】インドネシア・スマトラ沖地震による津波に襲われたタイ南部のリゾート地カオラックで、津波襲来の前、波がまだ穏やかな時に、海浜の観光用のゾウ八頭が、激しい叫び声を上げていたことが分かった。

ロイター通信などによると、ゾウが叫び出したのは、スマトラ島沖で地震が発生した直後の十二月二十六日早朝。ゾウの生態を知り尽くしているゾウ使いにとっても、聞いたことのない叫び声だったという。ゾウはいったん鳴きやんだが、一時間後、再び叫び声を上げたかと思うと、観光客を乗せたまま、林を抜けて丘へ疾走。ほかのゾウも頑丈な鎖をかみ切って逃げ出したため、多くの観光客もあわてて避難したという。その直後、巨大な津波が襲った。

津波は一キロほど内陸まで押し寄せたが、ゾウたちが逃げ込んだところまでは届かなかったという。

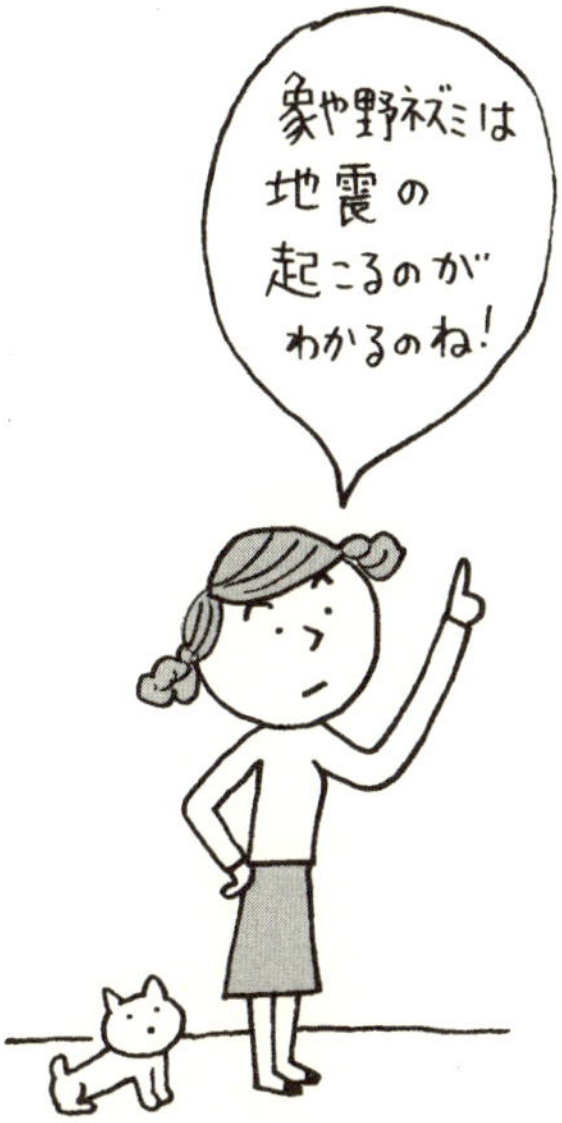
象や野ネズミは
地震の
起こるのが
わかるのね!

読売新聞（2005年1月4日付朝刊）より

味深いところです。

スマトラ沖地震は、これから起こる大地震の前兆

災害をもたらす周期を紹介したついでにといってはなんですが、この章の最後に、私たちにとって最大の恐怖となる周期を紹介しておきます。

それは、１１００年の周期で起こる大災害です。

読者のなかには、「なーんだ」と、あっけにとられた方がいるかもしれません。「１１００年じゃ、自分とは全然関係ないじゃないか」と。

しかし、いままさに、その１１００年目が私たちのこの日本に差し迫っているといったらどうでしょう。**事実、その１１００年周期のフィナーレの秒読みがもう始まっているのです。**

その一大イベントとは、**中央構造線（次ページ図）を揺るがす超巨大地震です。**

■中央構造線

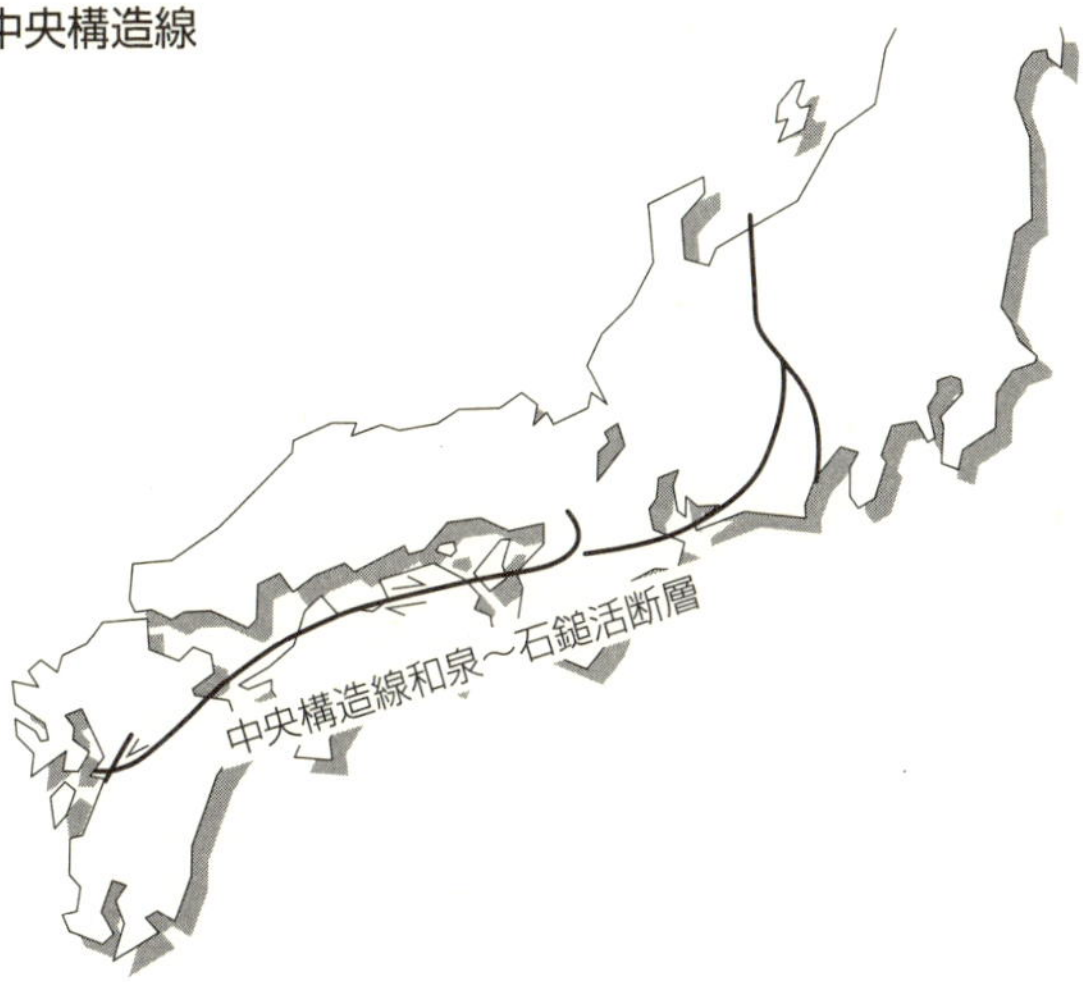
中央構造線和泉～石鎚活断層

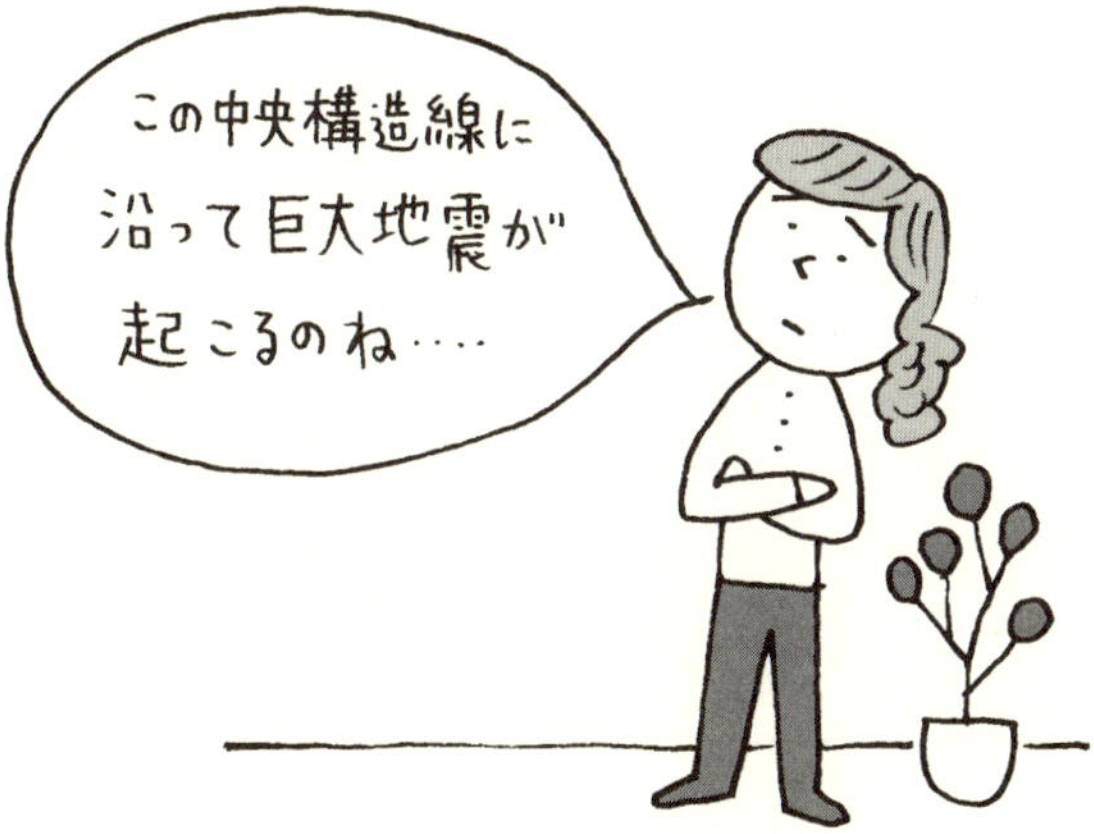
この中央構造線に沿って巨大地震が起こるのね……

数年前に、私は『四つの危機』という本を書きました。その本を書くことになった大きな動機の一つに、間近に迫ったこの超巨大地震があったのです。

周期現象のなかでも、私は特に地震に関心があります。現実的な危機管理として、常に地震への備えは怠っていません。官民の多くの専門家とネットワークを結んでいますが、彼らから危ないという情報が入れば、それを近しい人たちに伝えてもいます。

この１１００年周期を発見したのは、周期学の大先輩として私に大きな影響を与えた正村史朗氏でした。井上氏とともに、正村氏には大いに敬意を払うものです。

本書でもまた、この超巨大地震の存在を伝えておこうということで、改めて『四つの危機』を読み返してみると、最近、仕事の忙しさのなかで忘れがちになっていた、あの本を書いたころの緊迫感がよみがえってきたのです。

１１００年周期で巨大地震が発生している

1995年の1月17日の阪神大震災の発生を知った時、正村氏は「ついに来るものが来たな」と思ったそうです。

その被害の大きさに胸を痛めたのはもちろんのこと、それよりもこれから連発される巨大地震の、最終段階の止め金が外されたことにおののいたからです。

私としても、やはり「来るものが来たか」と、慄然《りつぜん》とせざるをえませんでした。

正村氏は、以前から、兵庫県南部で巨大地震が発生すれば、

◎その10年以内に「相模～武蔵」（神奈川県～東京都）地震が発生し、

◎さらに「南海道～山陽道」（中央構造線～和泉～石鎚活断層）直下型地震が発生する、との説を唱えていました。特に「南海道～山陽道」地震は、マグニチュード8・7という超巨大地震だというのです。

その根拠は何か？

正村氏は、歴史を振り返り、地震にも周期があることを発見したのです。

一般に、予知のしようがないといわれる直下型地震も、もしそこに周期があるとしたら予測は不可能ではなくなります。

正村氏は、「ほぼ１１００年間隔で、同じ時系列・同じ活断層・同じ震源・同じ規模で地震が発生する」ことを歴史に見出したのです。

その時系列とは、次の通りです。

濃尾大地震（Ｍ７・９）７４５年（**第一次**）１８９１年（**第二次**）

↓

関東大地震（Ｍ７・９）８１９年（**第一次**）１９２３年（**第二次**）

↓

北伊豆地震（Ｍ７・０）８４１年（**第一次**）１９３０年（**第二次**）

← 播磨〜摂津（兵庫県南部）地震（阪神大震災）（M７・１〜M７・２）

８６８年（**第一次**）１９９５年（**第二次**）

← 相模〜武蔵（神奈川県〜東京都）地震（M７・４前後）

８７８年（**第一次**）　？年（**第二次**）

← 南海道〜山陽道（中央構造線和泉〜石鎚活断層）直下型超巨大地震（最大M８・７）

８８７年（**第一次**）　？年（**第二次**）

７４５年の第一次「濃尾大地震」から、８８７年の「中央構造線超巨大地震」まで、このような時系列で地震や火山の噴火が起こっています（くわしくは次ページの表参照）。「濃尾」に始まり、「中央構造線」で終わる。これが日本列島

（左ページの地震発生に、1100年を加えると、ほぼ右ページの大地震の発生年と一致している！）

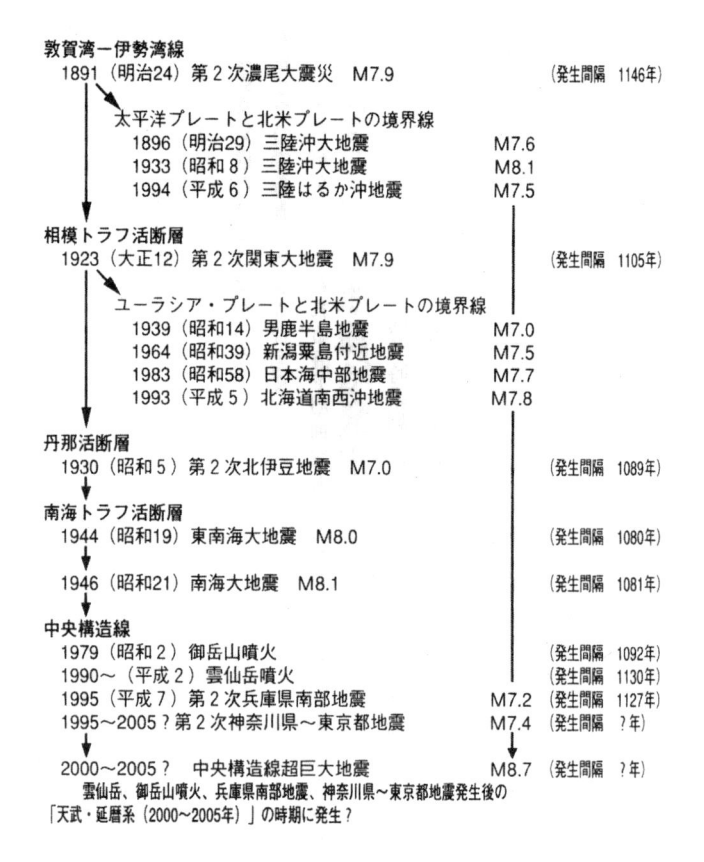

敦賀湾ー伊勢湾線

1891（明治24）第２次濃尾大震災　M7.9　（発生間隔　1146年）

太平洋プレートと北米プレートの境界線

1896（明治29）三陸沖大地震　M7.6

1933（昭和８）三陸沖大地震　M8.1

1994（平成６）三陸はるか沖地震　M7.5

相模トラフ活断層

1923（大正12）第２次関東大地震　M7.9　（発生間隔　1105年）

ユーラシア・プレートと北米プレートの境界線

1939（昭和14）男鹿半島地震　M7.0

1964（昭和39）新潟粟島付近地震　M7.5

1983（昭和58）日本海中部地震　M7.7

1993（平成５）北海道南西沖地震　M7.8

丹那活断層

1930（昭和５）第２次北伊豆地震　M7.0　（発生間隔　1089年）

南海トラフ活断層

1944（昭和19）東南海大地震　M8.0　（発生間隔　1080年）

1946（昭和21）南海大地震　M8.1　（発生間隔　1081年）

中央構造線

1979（昭和２）御岳山噴火　（発生間隔　1092年）

1990～（平成２）雲仙岳噴火　（発生間隔　1130年）

1995（平成７）第２次兵庫県南部地震　M7.2　（発生間隔　1127年）

1995～2005？第２次神奈川県～東京都地震　M7.4　（発生間隔　？年）

2000～2005？　中央構造線超巨大地震　M8.7　（発生間隔　？年）

雲仙岳、御岳山噴火、兵庫県南部地震、神奈川県～東京都地震発生後の「天武・延暦系（2000～2005年）」の時期に発生？

■日本列島大地震発生の時系列と1100年の発生間隔

（出典『兵庫県南部地震はなぜ発生したのか』）

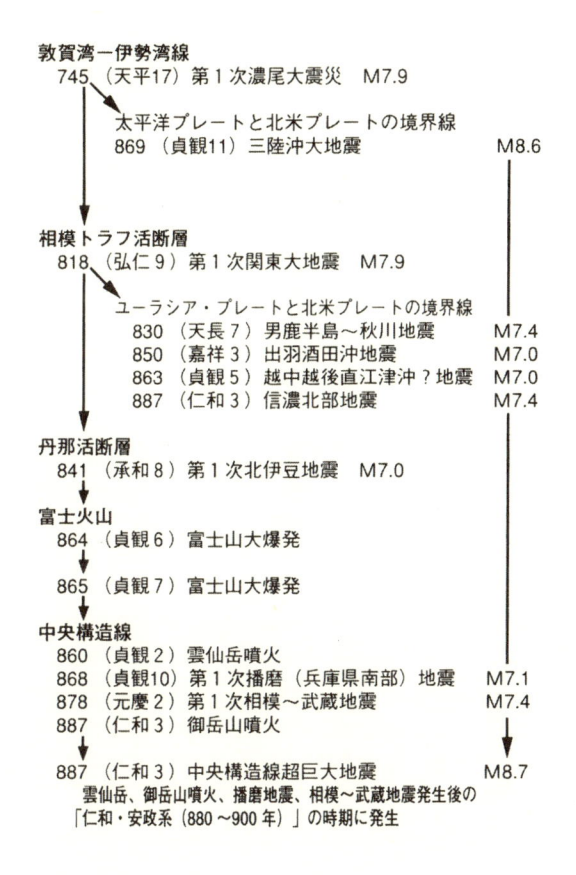

敦賀湾ー伊勢湾線

745（天平17）第１次濃尾大震災　M7.9

太平洋プレートと北米プレートの境界線

869（貞観11）三陸沖大地震　M8.6

相模トラフ活断層

818（弘仁９）第１次関東大地震　M7.9

ユーラシア・プレートと北米プレートの境界線

830（天長７）男鹿半島～秋川地震　M7.4

850（嘉祥３）出羽酒田沖地震　M7.0

863（貞観５）越中越後直江津沖？地震　M7.0

887（仁和３）信濃北部地震　M7.4

丹那活断層

841（承和８）第１次北伊豆地震　M7.0

富士火山

864（貞観６）富士山大爆発

865（貞観７）富士山大爆発

中央構造線

860（貞観２）雲仙岳噴火

868（貞観10）第１次播磨（兵庫県南部）地震　M7.1

878（元慶２）第１次相模～武蔵地震　M7.4

887（仁和３）御岳山噴火

887（仁和３）中央構造線超巨大地震　M8.7

雲仙岳、御岳山噴火、播磨地震、相模～武蔵地震発生後の「仁和・安政系（880～900年）」の時期に発生

を襲う、大地震の一連のシリーズになっているのです。

その第二次のシリーズが、約１１００年の間をおいて、１８９１年の第二次濃尾大地震から始まっているというのです。１９９５年の第二次兵庫県南部地震を終えて、現在はまさに「超巨大地震」を迎える最後の大詰めに入っています。

注目すべきは、中央構造線の巨大地震をメーンイベントとすると、これに先だって、「御岳山の噴火」「雲仙岳の噴火」「兵庫県南部地震」「神奈川〜東京都地震」がその前段階として発生することで、すでに御岳山と雲仙普賢岳の噴火、兵庫県南部地震は時系列に沿って発生しています。

８６８年に起きた第一次兵庫県南部地震の10年後、８７８年には第一次「神奈川県〜東京都」地震が発生し、長さ60キロメートルに及ぶ鶴川活断層が動きました。

今回もやはり、１９９５年から10年以内に、鶴川活断層または近隣の活断層が動くだろうというわけです。**もちろん、何年かの誤差はあるかもしれません。しかし、いずれにしても神奈川県から東京都にかけてのマグニチュード7・4前後の地震が目前に迫っているわけです。**

そうして、この第二次「神奈川県～東京都」地震の発生によって、最後の止め金がはずれ、**その後間もなく、中央構造線が鳴動することになります。**

それにしても、あれだけの被害を出した兵庫県南部地震を〝前座〟とすると、〝真打ち〟はいったいどれほどの規模になるのでしょうか。

巨大地震に備えるための私の提案

では、目前に迫りくる巨大地震に備えて、私たちはいったい何をすればいいのか。

地震による災害を最大限防ぐためには、まず、それがいつ起こるかを知ることです。**しかし、地震予知に関しては人々がパニックになることや、予知がはずれたときの批判や責任問題を恐れてか、政府はさまざまな前兆を地震に関連づけて発表することはありません。**

ですから、私たちそれぞれが独自の方法で地震の前兆をとらえるしかありません。

そこで、私は読者の方々に次の三つの予知法を提案したいと思います。

一　原子力発電所の動向に注意する

１９９５年の阪神大震災、２００３年の宮城沖地震、２００４年の新潟地震と、いずれも不思議なことに、それらが起こる２、３日前に、冷却水が漏れたという理由で震源地近くの原子力発電所がすべて停止していました。これは新聞でも発表されています。おそらく、政府は人工衛星ランドサットで地表の温度の変化を察知したため、原子力発電を止めたと思われます。被害を拡大しな

■地震を予知する三つの方法

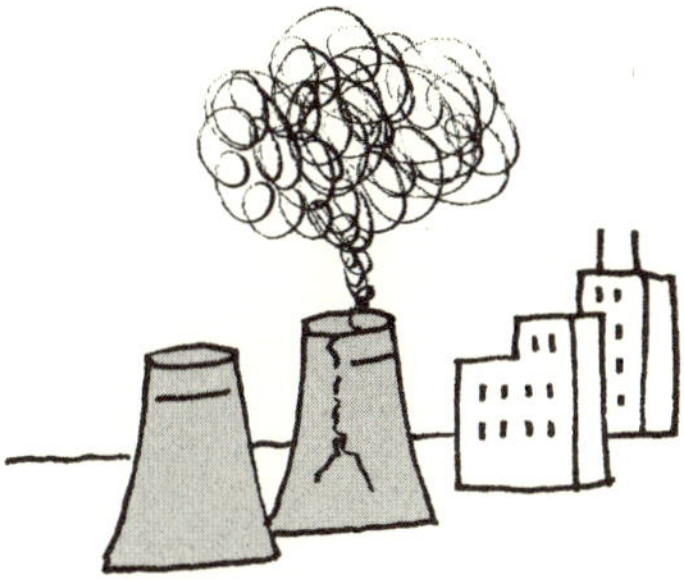

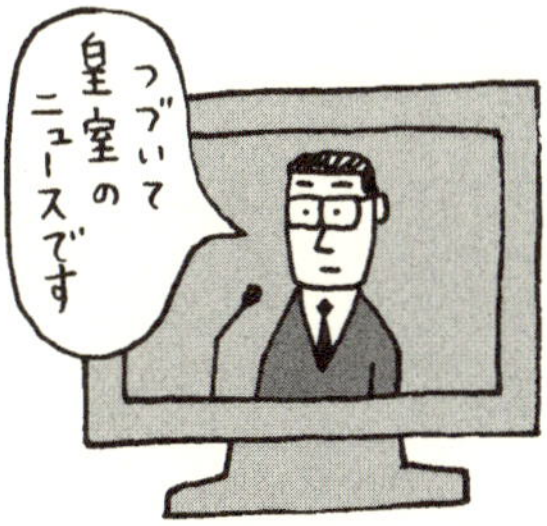

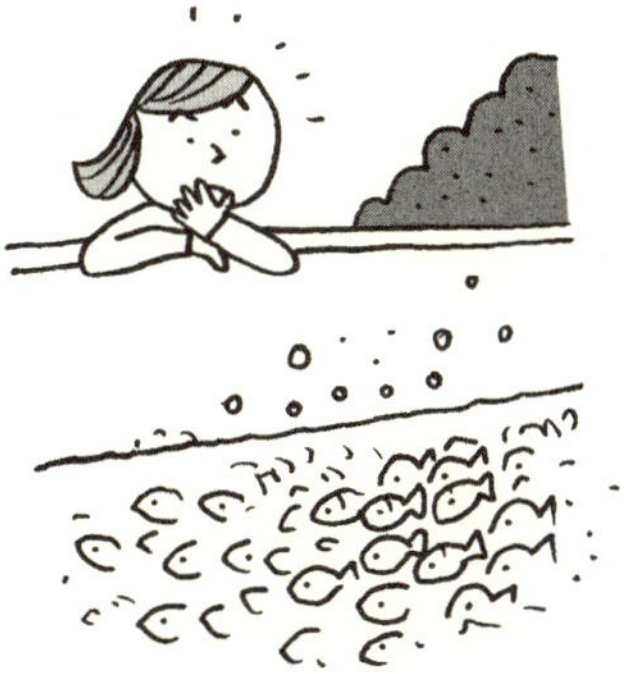

いため、**それらしき前兆があったときには必ず原子力発電所を止めますので、常に新聞をチェックしておくことが大切です。**

二　動物や生物の奇妙な行動に注意する

前にも触れましたが、スマトラ沖地震の大津波のときには、**象や野ネズミなどの野生動物は事前に高台に逃れて難を逃れました。**また、２００４年10月23日の新潟地震前には**震源地の周辺で、熊が多く出現して多くの死傷者が出ました。**動物が奇妙な行動に出たときや、大きな深海魚があがった、ボラが大量発生した、といったニュースが出たら要注意です。

三　皇室の動向に注意する。

大地震や大災害から日本国民の象徴である天皇を守ることは、政府にとってなによりも重要なことです。ですから、テレビのニュースや新聞で絶えず**皇室の動向に注意しておくことが大切です。**

第2章　女性をきれいにさせるリズムがあった

——美容も健康もタイミングにあり

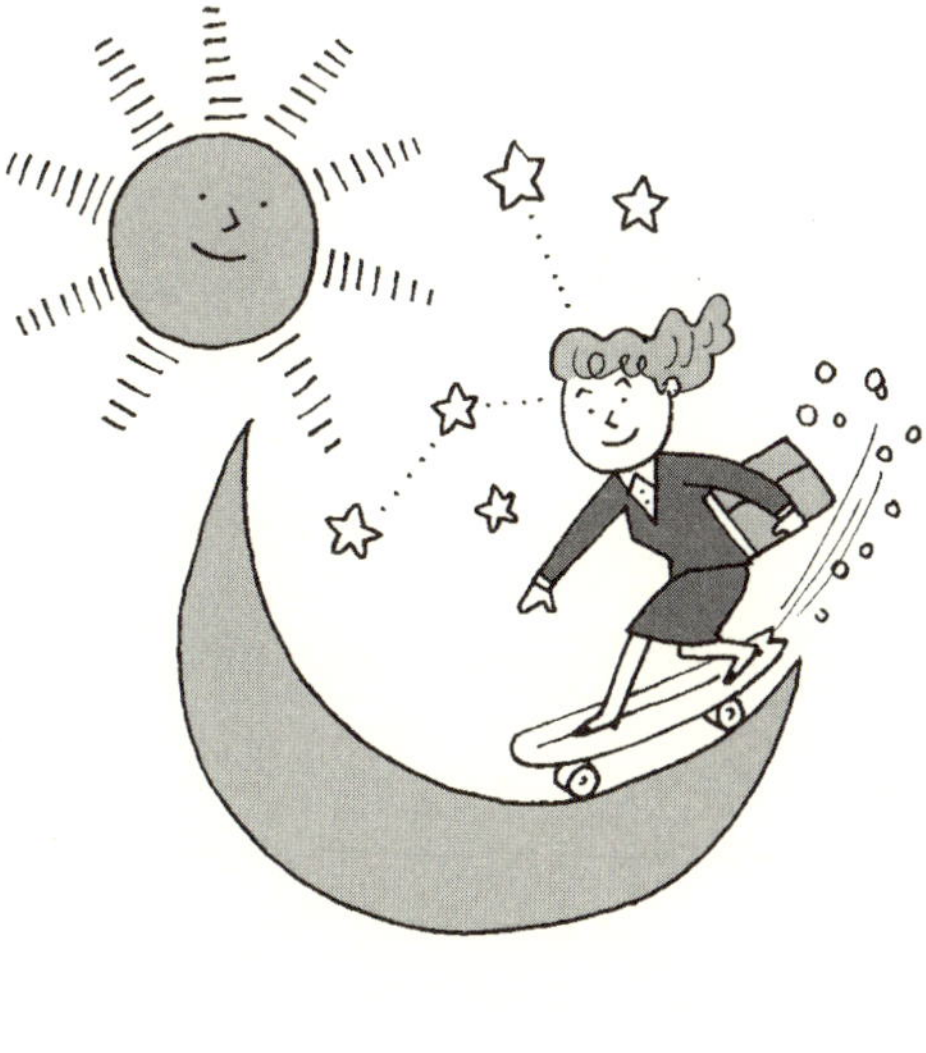

23日周期の効能はたくさんある

それでは、私が見出した「**幸運を呼ぶ波**」の**23日周期**は、私たちに何をもたらしてくれるのでしょう。

それは、**美容と健康**です。つまり、うまく痩せられる日がわかるとか、体調のリズムがわかるとか、そのリズムを生活に取り入れて行動していると幸運にも恵まれるといったことです。

そこで本章では、美容と健康にターゲットをしぼって生理学的なところからもう少し話を掘り下げていきましょう。

23日周期は自律的な生理全般のリズム

「幸運を呼ぶ波」もまた、バイオリズムと同じく23日の周期のほかに、28日と33日の周期を提唱しています。

23日を身体、28日を感情、33日を知性の周期というのがバイオリズムの説ですが、この身体の23日と「幸運を呼ぶ波」の23日がいっしょということで、バイオリズムを知っている人は、要するに「幸運を呼ぶ波」の23日も、身体に関するリズムなんだろうと理解されたことでしょう。

でも、ちがうのです。

まず、バイオリズムの身体というのは、主に筋肉活動に基づいた運動能力の調子の波だというのが元々の考えです。ですから、スポーツで好成績が収められる日と、不振の日ということで、有名選手の過去のデータが例としてよく示されていたりします。

これに対して、「幸運を呼ぶ波」における23日周期は、生体の自律的な生理全般に対するものだと考えます。

この自律的な生理を「コントロール系」と呼ぶことにします。具体的にいうと、自律神経系、内分泌系、免疫系などです。つまり、生命を支える基本のシステムです。これがバイオリズムとの大きなちがいの一つです。

三つの脳の三つのリズム

もう少し詳しく話しましょう。

人間は宇宙からのリズムを受信し、それに合わせて自分のリズムを調節しているといわれます。

典型的なのは、１日24時間の周期に合わせて寝起きを繰り返していることです。それを私たちは無意識のうちに行っています。私たちの体には、その受信と、体内へ指令を出す発信の中枢があると考えられています。

それがどこにあるか、というと、脳以外の場所は考えられません。

脳は発生学的に三つの構造を持っています。一番下の土台になっているのが**脳幹（および脊髄）**、その上が**大脳辺縁系**、脳の表面を覆っているのが**新皮質**です。

ヒトの脳は、進化にともなって、ヒトの脳として新築されるのではなく、家を建て増しするように、古い建造物の上に積み重ねられていったと考えられています。つまり、脳幹は爬虫類の脳であり、大脳辺縁系はウマやイヌのような哺乳類の脳で、新皮質こそが、われらが霊長類の脳になります。

これら三つの脳の機能は、次のように分担されています。

脳幹――――自律神経系・内分泌系・免疫系

■脳の三層構造

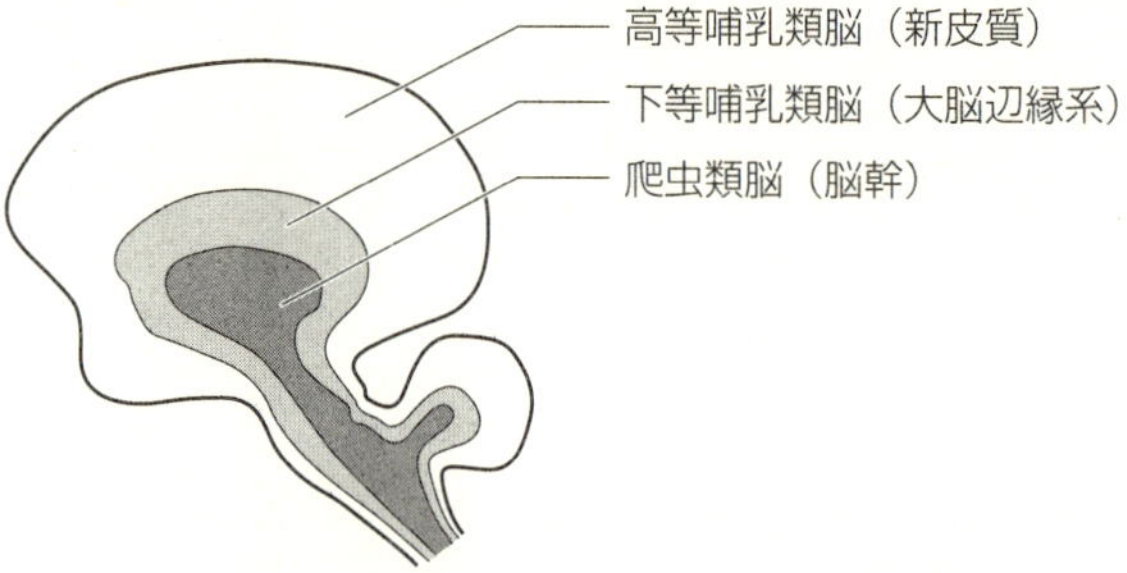
高等哺乳類脳（新皮質）
下等哺乳類脳（大脳辺縁系）
爬虫類脳（脳幹）

脳幹が生命活動を
大脳辺縁系が本能を
新皮質が知性を
つかさどっているのね…

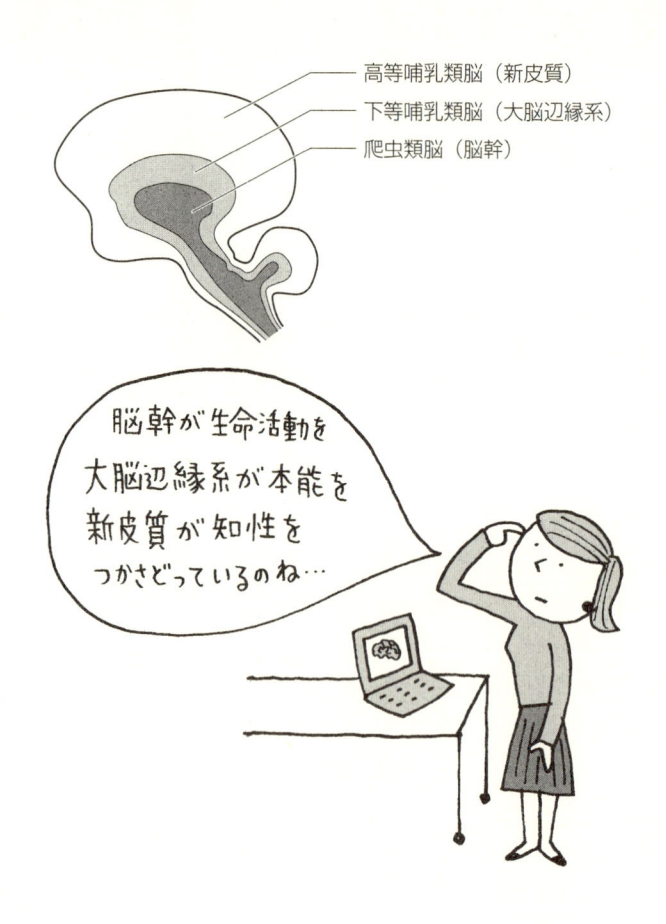

大脳辺縁系――情動（動物的な快不快の感情・本能的な衝動）
新皮質――知性

脳生理学者の時実利彦氏は、三つの脳の機能をわかりやすい言葉で次のように説明しています。

すなわち、脳幹は「生きている」、大脳辺縁系は「たくましく生きていく」、そして新皮質は「よく生きていく」。

脳幹は、生命の「生きている」という状態を支えます。いわゆる「脳死」というのは、この脳幹を含めたすべての脳の機能が完全に止まって、再生不能となった状態をいいます。脳幹まで死んだ状態なら、もはや人間そのものが死んだといっても仕方ないでしょう。

大脳辺縁系は、「たくましく生きていく」という動物的な能力を支えます。

人間を人間たらしめているのが、一番上の新皮質です。それは「よく生きていく」という知的な能力を支えます。

責任能力のある、むごい事件を起こした犯罪者などが「あいつは人間じゃない」とよくいわれますが、それは、この「よく生きていく」という脳の部分に問題があることを意味するものです。

これら三つの脳はそれぞれに独立し、独自のリズムを刻んで私たちの生命を支えています。といっても、もちろん連携はされています。それぞれ独自なテンポを持つとともに、それらは良くも悪くも互いに干渉を受けるのです。

失恋すると食欲がなくなったり、仕事がうまくいくと気分が高揚して性欲も高まったりします。あるいは、テストが近づくと便秘や下痢になることもあります。体の調子が悪ければ、感情的にも精神的にもレベルダウンするというのは当然といえます。

干渉するから調節できる

何か行動を起こすときには、いつもこの3人（2匹プラス1人?）で協議しています。でも、必ずしも全員に同意が得られて行動しているわけではありません。

さあ、今日も張り切って仕事をやるぞと思いながら、もっと眠っていたいという自分もいますし、本当はいやな上司だと思っているのに、その誘いに乗って、楽しそうにカラオケで合いの手を入れている自分もいます。

会社をずる休みした社員は、翌日こんなふうに上司に言い訳するのが正解かもしれません。

「私は十分に出社意欲があったんですけど、どうしても扁桃核が行きたくないっていうもんですから」

扁桃核というのは、大脳辺縁系にある、本能的な快不快を担当している場所です。

この言い訳も、本当は「扁桃核があんたの顔を見たくないっていうもんだから」というのが真実なのかもしれませんが、それは常識のある新皮質がしっかり口封じをするわけです。

三つの脳の独立と干渉。干渉するのは不都合のように見えたとしても、そうではありません。マイナスの影響だけを見ればそうでしょう。

でも、干渉できるからこそ、一つの脳が不調におちいったときに、ほかの脳で調節してやることもできるのです。

例えば、いわゆるプラス思考。失恋でダメージを受け、食欲減退から体調まで崩したとしても、プラス思考で次はうまくいくと考えることで、また明るさを取り戻してやる気を生み出すことができます。**やる気は大脳辺縁系で生まれます。**

プラス思考というのは、思考というくらいですから新皮質の作業です。一般に、プラス思考などというのは、新皮質から他の下位脳へ刺激できるということが前提になっています。

反対に、下の脳から上の脳を突き上げることもできます。気分がふさいでいるときに、スポーツなどして体を動かせば自然に晴れ晴れとしてくることがあります。汗を流したり、心拍を高めたりするのは下の脳の作業です。

何のわだかまりもなく、心身がゆったりとリラックスしているときのリズムは、たいていは自然のリズムと同調しています。そういうときは、三つの脳の連係もうまくいっているのです。ふいにいいアイデアが出てきたりするのは、そんなときです。

危険日を避けるだけではなく、成功のための波乗りをする

先述した井上氏の周期は、宇宙から地球全体に降ってくるリズムであり、バイオリズムの23日周期は、個人個人の身体で刻まれる内なるリズムです。そのちがいはありますが、どちらも少しの乱れもなく、確実にやって来るものとされます。

両者とも、事故多発日や、好調日と反対の低調日には、注意をしてやり過ごすようにという危機管理が訴えられます。つまり、危険日の警戒が周期を知ることの効能として重視されているわけです。もっとも、井上氏の23日周期は、波というより危険な日を特定しているだけなので、好調日という考えはありません。

これに対し「幸運を呼ぶ波」では、まず宇宙からやって来るリズムがあり、

それに人間の体内リズムが同調しているのだと考えます。そしてその中枢が脳にあります。**脳の三層構造は、それぞれが宇宙のリズムに対応して、脳幹（23日）、大脳辺縁系（28日）、新皮質（33日）のリズムを刻んでいるというのが、「幸運を呼ぶ波」独自の考え方です。**

宇宙からやって来るリズムが正確だというのは、井上氏の説と同じです。そのリズムが「**コスモリズム**」です。

三つの「コスモリズム」は、それぞれに好調をもたらすラッキー・ウエーブもあれば、不調を誘うアンラッキー・ウエーブもあります。それは、地球に住むすべての人間に共通です。良い波も悪い波も、それに注意を払って、波の流れに合わせて行動するようにすれば、何事もうまく運びます。

私たちは、地球というこの海原から逃れることはできません。だから、うまく波に乗ることが大事なのです。

うまく波に乗る。それを運がいいといい、ツイているといいます。

■宇宙から来るリズムと体内リズムの同調

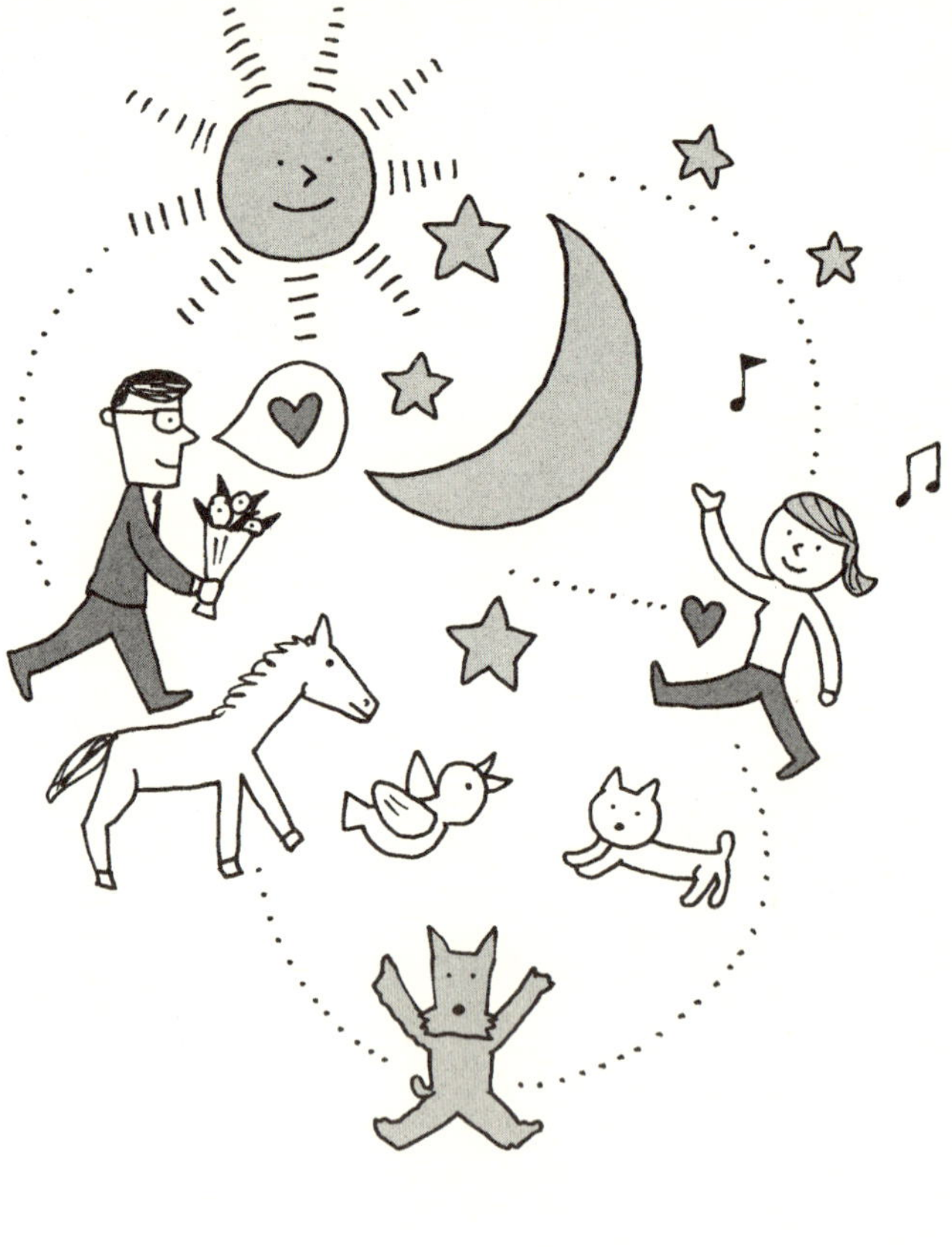

つまり、井上周期説が、この日は嵐になるから帆を下ろせというだけなのに対し、**「幸運を呼ぶ波」は、順風が吹くから帆を上げろという指針も出すのです。大事なのは風に合わせたセーリングです。**

しかも風には3種類あり、種類ごとに帆も3種類あります。種類ごとに順風、逆風の風に合わせて帆を操作しなければなりません。

いうまでもなく、本書はこのなかの「23日の帆」をテーマにしているわけです。そのセーリング操作の基本は、美容や健康のためのトレーニングは好調日にするようにして、低調日には肌や身体を酷使しないように努めるというシンプルなものです。

ストレスは脳の縛り合い

最近、「癒し」という言葉があふれています。テレビや雑誌で、この言葉を見ない日はありません。この「癒し」と対をなしている言葉がストレスです。この時代、ストレスだらけだからこそ、ストレス解消の癒しが求められ、様々な商品が提供されることになるのです。

ストレスは、精神的・肉体的に負担となる刺激や状況をいいます。だから、単に寒さや暑さもストレスになりますが、ふつうは精神的なもの（社会的ストレス）に対して使われているようです。

「幸運を呼ぶ波」は、ストレスについて独自な考えを持っています。

つまり、ストレスとは、そもそも三つの脳が独立しているからこそ生じる反応である、と。三つの脳が、お互いに自分の欲望を主張して縛り合う。それがストレスの本質だとも考えます。

一般に、脳幹だけなら肉体的な負担だけで、ストレスを感じる精神がまずありません。

いま、私たちがストレスというときは、主に人間関係のなかでの、逃げようにも逃げられない精神的負担をいいます。

フリーターなら、時給何百円かの職場を「いつでもイヤになったら抜けられる」と気楽に構えていられても、ローンを抱えたサラリーマンは、いつも〝思いつきでものをいう上司〟にキレそうになるからといって、簡単には逃げられません。夫が浮気をしても、離婚に踏み切れないでガマンしている女性はどれほどいるでしょう。

好き嫌いを率直に訴えて行動に移そうとする大脳辺縁系は、いつも新皮質の常識や打算、世間体などによって、「まあ、待てよ」となだめられます。いくら大脳辺縁系が、中指を立ててわめき散らしたい衝動に駆られても、相手が悪ければ、新皮質は愛想笑いを浮かべてお世辞をいいます。

カゼをひいて熱を出しても仕事に行かなければいけないし、あるいはもっと低次元な話になると、大事な会議ではトイレもガマンしなければいけません。「出もの腫《は》れもの所かまわず」という体の自然な生理反応にも、「わたし、おならなんてしませんわよ」とすまし顔をするのが新皮質のたしなみです。生命を維持する自律神経の訴えさえ、新皮質は抑圧するのです。

さらに、ブレーキをかけるだけが新皮質の仕事ではありません。自分勝手に暴走するときもあります。

夜更かしや暴飲暴食はもとより、「もうこれ以上走れない、カンベンしてくださいよ」と体が休憩を求めているというのに、新皮質は下位の脳にムチを入れて走らせます。眠たい目をこすって徹夜で仕事もするし、疲れていても真夏にネクタイをして、満員電車に揺られて会社に出掛けます。根性、といって肉体を酷使するのは新皮質の歪んだ快楽のようです。

楽園のアダムとイブでもないかぎり、体や心の欲求を抑えて生きていかなければいけないのがいまの私たちです。もう人前でパンツは脱げないのです。

そのように、互いの脳を縛り合っていることで、だんだんと宇宙のリズムとも合わなくなっていくのです。

脳幹がビビッドになれば健康にも美容にもいい

自律的な生理や本能が過度に抑圧されるところに、ストレスの基本があります。ですから、脳幹の自然な活動を取り戻せば、ストレスなんてなくなって、体調はずっとよくなります。

美容もそうです。自然のリズムを取り戻して、体のなかから元気になることが、どんなサプリメントや化粧品より勝ります。

女性の色艶《いろつや》が反映されるのは、まず肌です。張りのあるみずみずしい肌をつくるのは、何よりも女性ホルモンです。

脳幹が生き生きとしていれば、女性ホルモンの分泌も盛んになります。この女性ホルモンが、美しい肌をつくるといっていいでしょう。その脳幹のコンディションを整えて、タイミングにかなった女性ホルモンの分泌を誘うのが、心地よい「幸運を呼ぶ波」です。

ホルモンの作用によって、子宮壁が着床の準備をしてふかふかのベッドを用意するように、全身がみずみずしい細胞におおわれます。

反対に、不健康も肌に直結します。目の下のクマ、くすみ、吹き出物、シミ、シワ、たるみ、乾燥、イボ…。そういう部分的な問題にもまして、まず顔色が悪くなって、輝きが失われます。これは老化と同じです。

アンチ・エイジング（若返り）のコツもまた、脳幹をビビッドにさせて、ホルモン系を中心としたコントロール系を活性化させることが大切です。脳幹がビビッドになれば、体全体がビビッドになるのです。

大人ニキビはホルモンバランスの失調

脳幹のコントロール系には、自律神経系・ホルモン系・免疫系の三つの機能がありまず。この三つは、お互いに影響し合っています。どれか一つでも変調をきたせば、ほかの二つにも必ず影響が出ます。

例えば、自律神経の調子が悪ければ、ホルモン分泌の調子も悪くなり、免疫の活動を鈍らせます。その結果、免疫力が低下すれば感染症にかかり、あるいは免疫が過剰になればアレルギーにもなるでしょう。

皮膚は内臓の鏡だといいます。病気は、皮膚のなかでも特に顔色に反映されます。じっさいに、病気になる以前に体調を崩せば、肌荒れが出て確実に美容に悪い状態となります。

最近、女性のあいだで増えているのが「大人ニキビ」です。二十代前半ならまだしも、三十代になっても消えないどころか、かえって目立ってくる人がいます。

あるいは、思春期にそんなに出なかった人が、急にブツブツと出てくることがあります。会社勤めしている人に多く、毎日のケアに時間を割かなければならなくなります。特に、出勤前の化粧に長い時間がとられるようです。

大人ニキビの原因として一番にあげられるのが、やはりストレスです。ニキビは男性ホルモンの作用だと考えられています。ストレスによって男性ホルモンが増えたことで起きるのです。見た目が気分を滅入らせ、手入れの大変さがまたストレスになるという悪循環にもなっています。

「幸運を呼ぶ波」にうまく身をまかせれば、脳幹を縛る縄を解きます。つまり、脳幹をリラックスさせるということです。そうなれば、自然にストレスへの対抗力が高まります。

また、脳幹の機能が高まればホルモンバランスが調節され、それによって大人ニキビが解消されるはずです。

肥満とホルモン

美容で避けられないのは、肥満の問題です。肥満は美容の大敵だし、それに病気の温床でもあります。だから適度にスリムな体が求められるのです。雑誌やテレビで、効果的に痩せる方法を紹介する記事や番組を見ない日はありません。それだけ肥満が増えているのでしょう。

肥満の人の脳幹は、活性が鈍くなっているはずです。それによって性的な感受性も劣ることになります。

性的な官能は、脳幹を刺激する天然の活性剤です。性的な満足が得られていないから、それを補うために食欲に走っているということも大いに考えられます。肥満が進めば進むほど、異性からの性的対象から外れて性交渉の機会が減り、欲求不満がたまっていくという悪循環におちいります。

肥満の原因を食欲過剰だとすると、いくら食べても満足しない構造がそこにはあります。食欲の中枢は、ホルモン中枢と同じく脳幹のなかの視床下部にあります。食欲の調節はブドウ糖をはじめ、様々な物質が絡み合って行われています。

ここでは、ホルモンにしぼって話を進めましょう。

肥満と関係のあるホルモンとして、最近発見されたホルモンにレプチンがあります。

レプチンは脂肪細胞から分泌され、満腹シグナルを出して食欲を抑えるとともに、エネルギーの消費を脂肪組織に促します。肥満症の人は、このレプチンが働きにくいことがわかっています。おそらく、このシグナルを受け止める脳幹の感受性が鈍くなっているからでしょう。

脳幹のリズムに合わせた運動で効果倍増

大量のカロリーをとっていればまず、ものを食べる口のバルブを閉めなければならないのは当然です。入るほうが多くて出るほうが少なければ、貯金と同じでカロリーはたまる一方です。とはいえ、本能的な欲求の食事を制限するというのは、なかなか難しいものです。

そこで、23日周期の「幸運を呼ぶ波」を活用するわけです。

脳幹の感受性やホルモン分泌には、23日周期のリズムがあると考えられます。

感受性というのは、食欲や代謝のコントロールに関わる、ホルモンその他の物質を受け取るはたらきのことです。

満腹信号をよく受け取って、エネルギー代謝を高める時期に運動すれば、脂肪の燃焼はより効果的になります。

船は上流に向かうより、下流に向かったほうが楽に進めます。睡眠薬は、もう眠るべき時間になったときに飲めば効果が出るのであって、スッキリと目覚めたあとに飲んでも効き目はさほどありません。

じっさいに時間医学では、例えばコレステロールを下げる薬は夜飲むことがすすめられます。なぜなら、コレステロールは昼間より寝ているときの夜のほうが多くつくられるからです。同じ量なら夜飲むほうが効果的です。また、糖尿病では夜から朝にかけて血糖が増えるので（インシュリンの分泌が減る）、薬は夜に飲むのが合理的です。

それと同じように、**脂肪がよく燃える日の波は23日を周期としています。**ですから、**脂肪がよく燃える日、すなわちエネルギー代謝が高まったときに運動量を多くしてやれば、よりいっそう燃焼に拍車がかかるというわけです。**

また、そうやって効率よく脂肪が燃えているときは、それまでカロリー過多だった人は、脳幹の摂食中枢が抑えられて、以前より食が自然に細くなってい

■脂肪が燃える23日周期

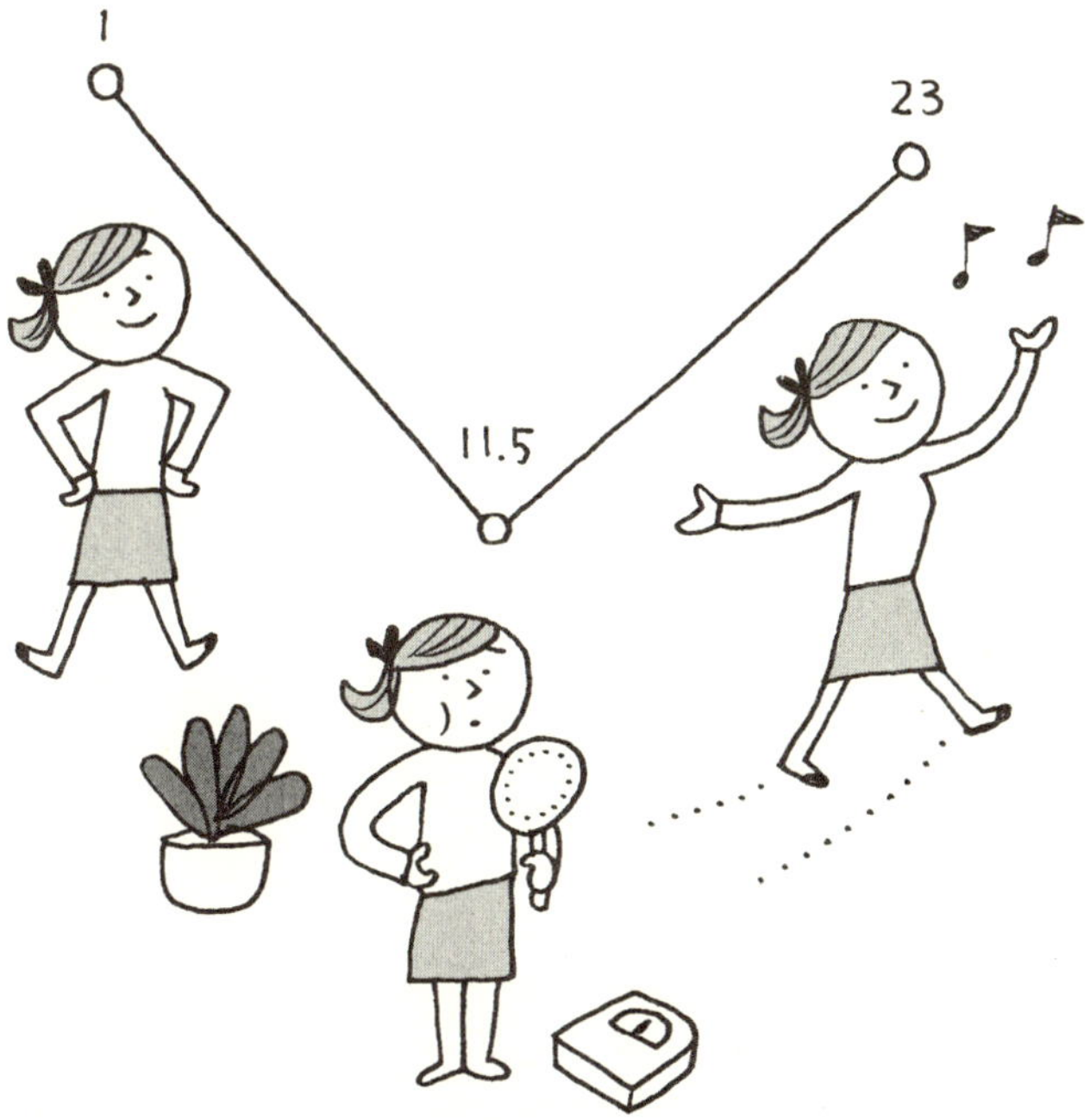

きます。

ですから、減量のための運動には効果的な時期があるのです。毎日だらだらと運動をしていてもさして効果はありません。「こんなに運動をしているのに痩せないなあ…」と思っている人は、タイミングを考えることです。

さらに、自分で食事制限を課そうというなら、あくまで「スロー」を忘れないでください。スローとクイックのめりはりをもたせるのが運動なら、食事制限はあくまでもスロー、スローです。

「スローダイニング」をしているうちに、「たったこれだけで満腹になるのか」と驚く日が遠からずやってくるでしょう。

焦りは禁物。「こんなにやってもまだ痩せない」という焦りは、かえってストレスになって、脳幹のリズムを乱します。

〝脂肪は1日にしてならず〟。不摂生とともに、少しずつたまっていったはずです。それを逆戻しにするには、脂肪をメスで切り取るようには素早くはできないのです。だからといって、別に覚悟をしろというのではありません。

そのうち、スーッと落ちてくる日が必ずやってきます。そうやって痩せた自分を楽しみに思い描く楽観も必要です。

ヒト成長ホルモン

ダイエットに関わるホルモンのほかに、美容に大事なホルモンがあります。そのいくつかをあげておきます。

まず、忘れてならないのは成長ホルモンです。

「私はもう二十歳過ぎているので関係ない」と思った人もいるかもしれませんが、成長ホルモンは子どもの体を成長させるためだけのものではありません。大人にも大事なホルモンなのです。

成長ホルモンはその名のとおり、幼児期に大量に分泌され、骨の成長を促します。これは24時間のリズムを持っていて、日中はほとんど分泌されません。最も多く分泌されるのは、夜、睡眠が一番深いとき。「寝る子は育つ」というのは本当なのです。

成長が止まったあとも、成長ホルモンの分泌は続きます。では、成長のためではないのだとしたら、何のためにはたらくのでしょう?

答えは、新陳代謝を促すため。新陳代謝というのは、もともと古いものが去り、新しいものが代わって現れることをいいます。美容と健康の維持には、新陳代謝がうまくはたらいていることが前提です。

皮膚にしろ臓器にしろ、古くなったり傷ついたりすると、どんどん壊れていきます。それを補うために新しい細胞が盛んに生まれているのです。それがなければ、私たちの体は使い古しの雑巾《ぞうきん》のようにボロボロになってしまいます。髪の毛や爪すら生えてこなくなるのです。もし雑巾にも新陳代謝があるとしたら、ボロ雑巾にはならず、ずっと新しいままです。

成長ホルモンの具体的なはたらきとしては、組織の基本材料となるタンパク質の合成や、細胞の増殖を促しています。成長ホルモンは、いわば体や肌の修繕のためのホルモンといってもいいでしょう。

女性ホルモンが枯れると健康も枯れる

ここで、女性に女性の体を保たせる大本《おおもと》の女性ホルモンについて、述べないわけにはいきません。人を男に仕立てるのは男性ホルモンであり、女性に仕立てるのが女性ホルモンです。

ということは、女性ホルモンの分泌が低下すると、女性的な機能や色艶も失われるということです。

ホルモンは、血液を流れる生理的調整物質で、性や成長に関係するもののほかにも、血糖値や尿の量をコントロールしたり、血圧や心拍を高めたりするなど、様々なはたらきをしています。

　心や体に非常に大きな変化を与えるものなのに、その分泌量はとても微量で、40種類ほどあるといわれているホルモン全体でも、一生のあいだにたったのスプーン23杯分でしかありません。

　ですから、ごくわずかな分泌量の増減で、心身は劇的な変化を見せます。イモムシを蝶に変身させるのがホルモンの仕業なら、胸をふくらませたり、月経を演出したりすることなど御茶の子さいさいでしょう。

　ご承知のように、誰にでも女性ホルモンが急激に減少する時がやって来ます。更年期障害は、まさにこの女性ホルモンの減少によります。

　女性ホルモンが減少すると、女性的な機能の減退だけではなく、さらに健康にも大きな影響を与えます。例えば女性に多い骨《こつ》粗《そ》鬆《しょう》症《しょう》は、女性ホルモンの低下とともにぐんと増えます。どうしてそうなるのかというと、女性ホルモンの一種の卵胞ホルモンが、骨にカルシウムを取り入れるはたらきを持っているからです。そのため、このホルモンが急減する閉経後の女性に、骨粗鬆症がよく見られるのです。

また、閉経後には狭心症や心筋梗塞の発生率が閉経前の2倍にもなります。これも、卵胞ホルモンに動脈硬化を抑えるはたらきがあるからです。

卵胞ホルモンと黄体ホルモン

ひと口に女性ホルモンといっても、いくつか種類があります。代表は、卵胞ホルモン（エストロゲン）と黄体ホルモン（プロゲストロン）です。この二つによって月経周期がコントロールされています。

卵胞ホルモンは卵巣の中の成熟した卵胞から分泌され、黄体ホルモンは排卵した後の卵胞から分泌されます。

それらは、卵胞から自動的に分泌されるのではありません。視床下部と脳下垂体の二つの上司の指令のもとに分泌されるのです。

まず視床下部から脳下垂体前葉に向けて「性腺刺激ホルモン放出ホルモン」（つまり、卵胞ホルモンの分泌を促す指令を出せというホルモンのこと）が出されます。それを受けた脳下垂体前葉は、卵巣刺激ホルモンを出します。その刺激を受けて、ようやく卵胞から卵胞ホルモンが分泌されるのです。

黄体ホルモンもまた、そのように視床下部と脳下垂体の指令を通して分泌されます。

脳下垂体は視床下部にぶら下がっている、大豆大ほどの器官です。視床下部が脳幹の一部であることは、もうおわかりでしょう。28日周期という月経のリズムを刻んでいる大本は、やはり脳幹にあったのです。

黄体ホルモンはママのホルモン

月経の１週間ほど前になると、肉体的にも精神的にも不快な症状が出てくる人がいます。これを「月経前症候群（ＰＭＳ）」といいます。

なかには、イライラしてつらいのは月経前じゃなくて、月経の最中だという人もいると思います。それは思春期の子どもに多く、「月経期症候群（ＰＥＭＳ）」といって、月経前症候群とは区別されています。これは月経期の痛さからくる精神的なもので、月経痛が治まれば解決します。

月経前症候群の具体的な症状としては、下腹痛や腰痛、頭痛、肩こり、肌荒れ、不眠など。そのほか、日中は眠たくてしょうがなく、集中力がなくなるうえに、いらついて気分がとてもブルーになります。

こういうのは、ごく一般的な症状で人によって様々な症状が出ます。めまいや動悸、体がだるくて動きたくない、かゆみや鼻詰まりなど。さらに、なかには気を失ってしまう人もいたりして、同じ症状でも軽度なものから重いものまで個人差はずいぶんあります。

無性に怒りっぽくなって家族に八つ当たりしては、そのあとで自己嫌悪におちいります。この時期に交通事故が多くなるという報告もあります。

食欲に関しては、増進したり減退したりしますが、この時期に食べものを長い時間とらないでいると、イライラがよけい激しくなる傾向があります。これは血糖値が下がるからで、この時期には女性の体が食物を必要としているということを示しているのでしょう。むくみが出るのは、体が水分をためこみやすくなっているからです。体重は増加傾向にあります。

恋人と付き合い出して間もないデリケートなときなら、できることなら恋人には顔を合わせたくない時期でしょう。活動にはふさわしくなく、まるで冬眠でもしていたほうがいいような時期に思えます。

こういった症状をもたらすのが黄体ホルモンだとすると、それではどうしてわざわざそんな不快な症状がもたらされなければならないのでしょう。

卵胞ホルモンがメスのホルモンなら、黄体ホルモンはママのホルモンだという説明のしかたがあります。受精卵を育てるために、体に水分や栄養をためこみやすくするわけです。気分がふさぎがちになるというのも、受精卵を守るために行動を抑制して巣穴に引きこもらせるためだというと、少しは納得がいきます。

ただ、現段階ではまだメカニズムは、はっきりとは解明されていません。イライラなどの精神的な症状は神経伝達物質のセロトニンの失調で、便秘や下痢は自律神経の失調だと考えられています。

卵胞期に体重が減り、体調もよくなる

ところが、あれだけ不快な症状に悩まされていたのが、黄体期を過ぎて月経期に入るとパタンと止み、さらに月経期を抜けて卵胞期に入ると、暗雲が去って青空が広がるように、気分も体調もガラッとよくなります。

黄体期をマイナスの状態とするなら、月経期がゼロで卵胞期がプラスの状態になるわけです。

卵胞期には自然にやる気も出てきて、外に出て活発に動きたくなります。黄体期が安静期なら、卵胞期は活動期といっていいでしょう。

月経周期が安定している人は、だいたいこういうリズムが安定して繰り返されます。けれども、ストレスがあるとホルモンバランスが崩れ、体調変化のリズムが崩れるとともに不快な症状がさらに強くなります。

さらに面白いのは、黄体期とは反対に、この卵胞期には自然に体重が減ることです。個人的な月経周期のなかで、女性には自然に体重が落ちる時期があったのです。**つまり、体が活性化しているときには、食べたものや体内の脂肪をどんどん燃やして活発な活動を生みだし、不活性な時期には、エネルギー消費も少ないということです。**

実は、この自然に体重が落ちるときに合わせて、ダイエットや運動をすると楽に痩せられることがわかっています。じっさいに、それを応用した痩身法が提唱されてもいます。

クマは、秋になるとたくさん食べ物をとって冬眠に備えます。そのときはおなかに子どもが宿っていて、冬眠中に子どもを産みます。ですから、よけい脂肪を蓄えなければならないのです。そのクマの肥える時期が、人間には黄体期になっているのでしょう。

■卵胞期には体重が減る

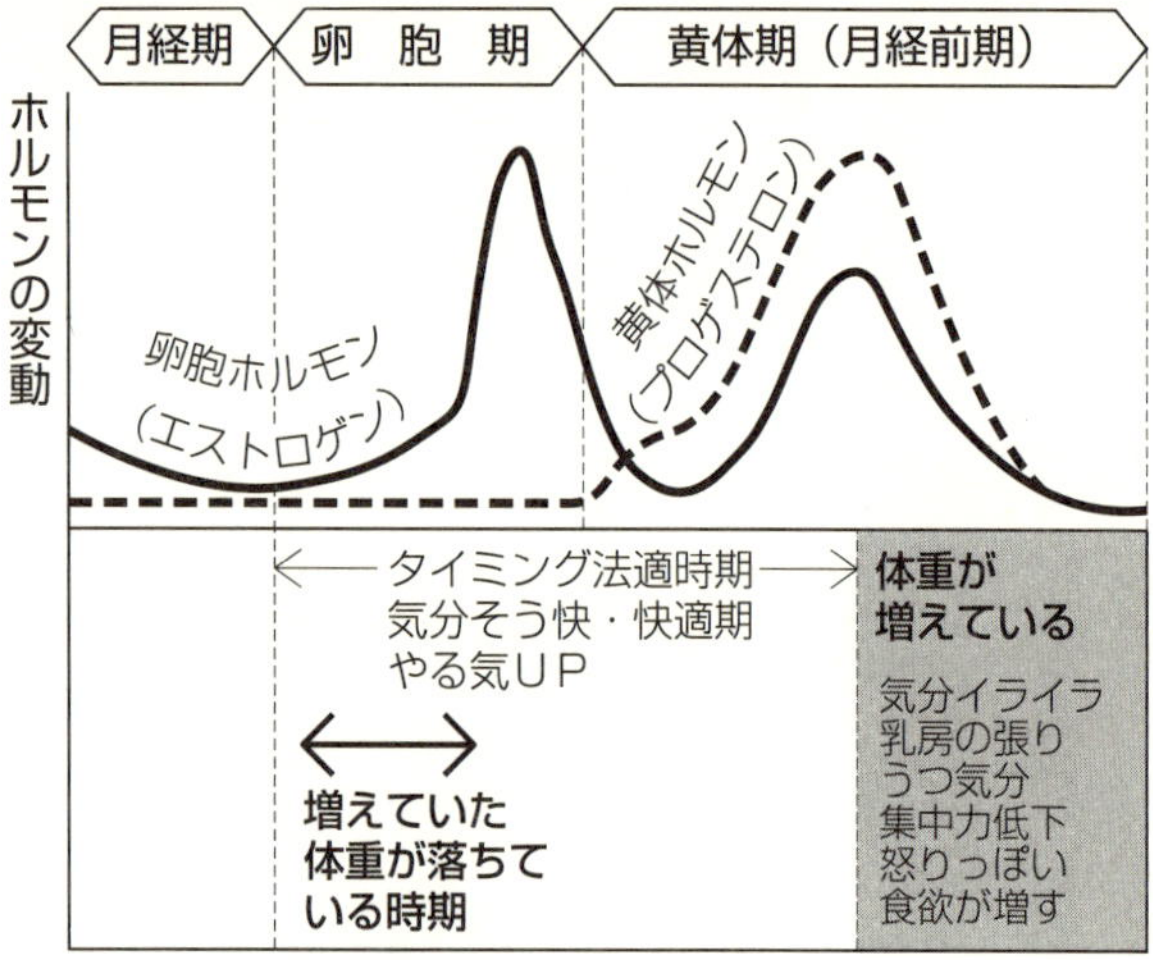
月経期
卵　胞　期
黄体期（月経前期）
ホルモンの変動
卵胞ホルモン（エストロゲン）
黄体ホルモン（プロゲステロン）
タイミング法適時期
気分そう快・快適期
やる気UP
増えていた体重が落ちている時期
体重が増えている
気分イライラ
乳房の張り
うつ気分
集中力低下
怒りっぽい
食欲が増す

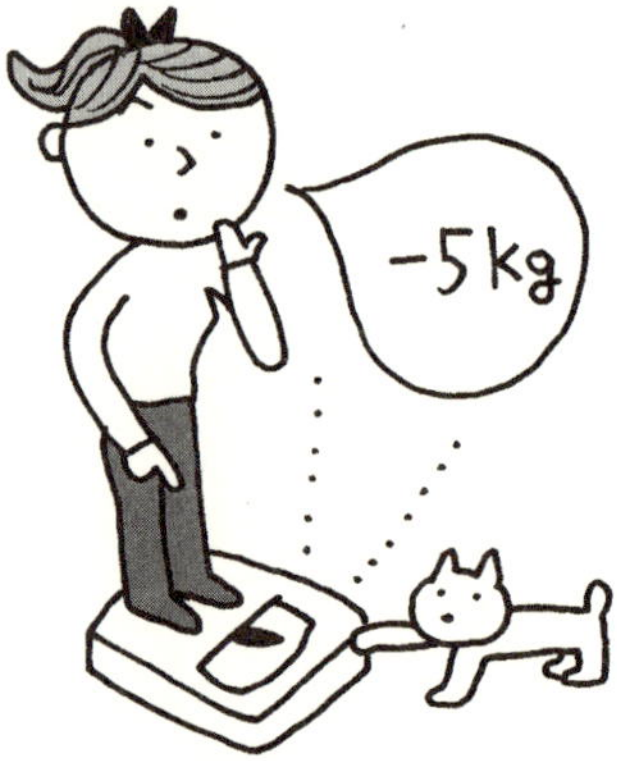
−5kg

月経周期より23日周期

「それじゃあ、わたしたちも卵胞期にダイエットしたり運動したりすればいいんだ！」

そう思われた読者も多いことでしょう。

たしかに、それは個人的なタイミングとしてふさわしい時期です。

もしそれが最大の効果を出すのだとしたら、わざわざ23日周期の減量法を提唱する必要はありません。

ところが、「幸運を呼ぶ波」において、個人のタイミングを超えた、さらに減量の効果的なタイミングがあることがわかったのです。

平均28日周期の個人的な月経周期と、自然の波に揺られた集団の23日周期とは噛み合いません。一方が山のときに、他方が谷になることもあるでしょう。

■28日周期より23日周期

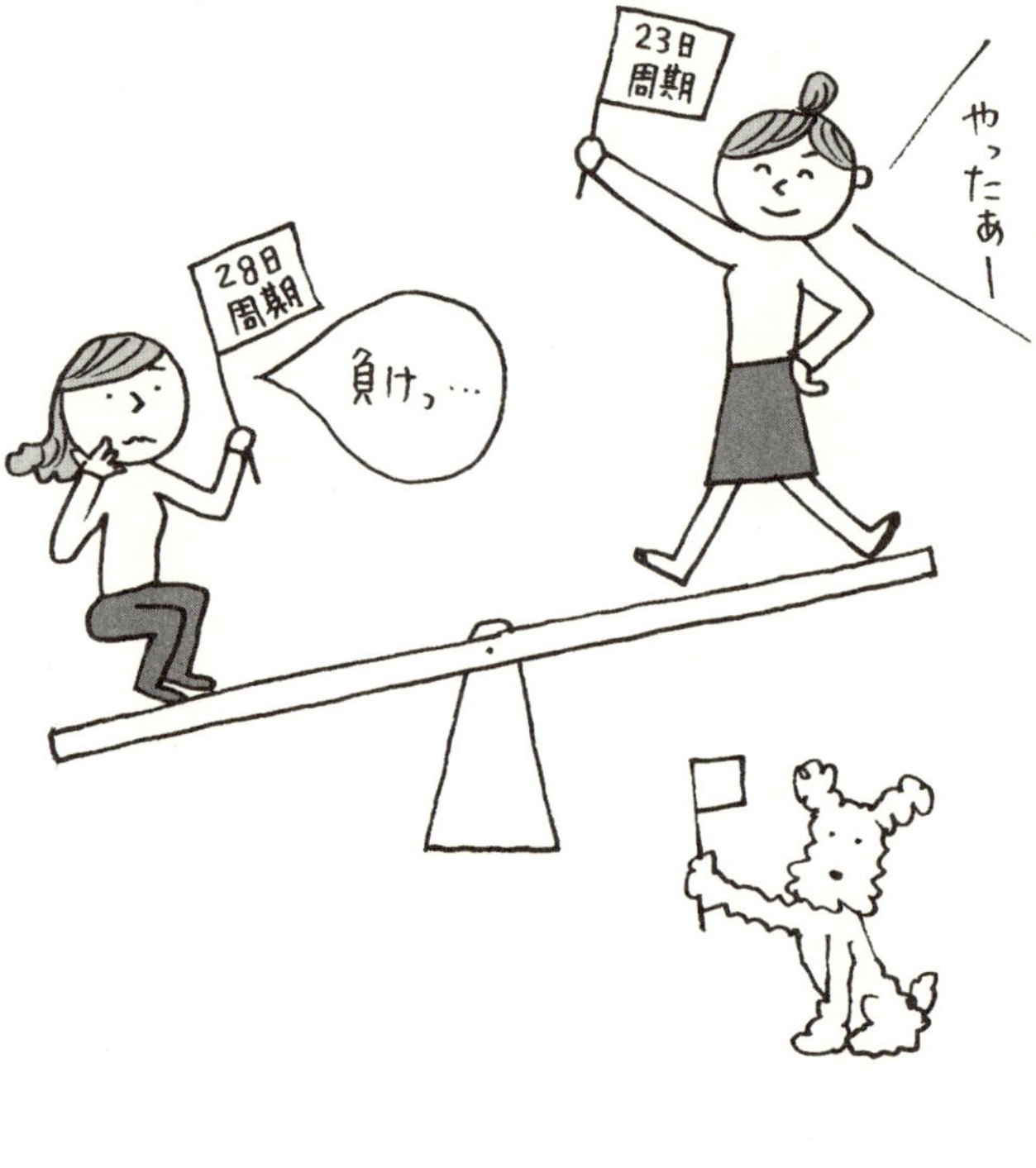

しかし、じっさいに23日周期の減量法を行うときには、例えば個人の月経周期が黄体期の体重増量期であったとしても、**23日周期が減量期に入っていれば、23日周期のタイミングを優先してかまわないということになります。**

ホルモン分泌の中枢は視床下部にあり、視床下部は脳幹にあるということです。その脳幹が23日周期のコスモリズムを受信しているところに、すべての秘密があったのです。

免疫系の大切さ

ここで、免疫について少しだけお話ししておきます。

健康の維持に免疫は欠かせません。インフルエンザをはじめとした感染症からの防御は、免疫系が担っています。免疫システムが弱ったら、細菌やウイルスにすぐにやられてしまいます。逆に免疫システムが強力だったら、たとえ周囲の人間が感染症でバタバタと倒れても、自分はケロリとしていることができます。

感染症だけではありません。免疫は自分の体のなかに出来た異物も掃除してくれます。異物、つまりガン細胞です。

ガン細胞はどんなに健康な人でも、毎日何千個も出来ているといいます。にもかかわらず健康でいられるのは、それが大きくならないうちに免疫システムのミクロの戦士たちがせっせと退治してくれているからです。

どうしても水が漏れてしまう船があるとしましょう。そんな船は、もう使いものにならないかというと、そうでもありません。そういうときのために、排水ポンプがあります。入ってくる水よりも、多くの水をくみ出せる排水ポンプがあれば、船が沈没することはありません。その排水ポンプにあたるのが、免疫系です。

人体には何重もの防衛軍が準備され、防衛ラインを守っています。健康な人は免疫系もしっかりしているのです。

いつも自然のリズムで生活するようにしていれば、免疫システムも健康的なビートでうまく働いてくれます。

免疫システムは、自律神経やホルモン系の影響を受け、ストレスがかかると免疫力がぐっと低下することがわかっています。寒さや暑さ、過労などという肉体的なストレスのほか、家族の死とかリストラなどの精神的なダメージを受けたときにも、人はよく病気になります。

アレルギーは免疫システムが失調し、過剰に免疫が働くことによって生じます。アトピー性皮膚炎や花粉症はアレルギーです。免疫システムが正常なら、美容にもいいということです。

性ホルモンは若返りホルモン

昔から、〝英雄色を好む〟といいます。

英雄というものは力があふれているため、女色を好むものだ、と辞書にはあります。まあ、活力のある人間は性的にも強いということでしょう。

それにならっていえば、〝美人は色を好む〟ともいえます。いや、色を好んで美人あり、といったほうが正確かもしれません。

女性にも男性にも、性は色香の源です。性は脳幹をよく刺激して、ホルモン分泌を促します。そのホルモンがまた全身に潤いをあたえて、〝いい女〟や〝いい男〟に仕立てます。

「よし、じゃあわたし（オレ）もがんばろう！」とふるいたっても、よく考えたら、それを分かち合える相手がいなかった、なんていう人もいるかもしれません。あるいは結婚していても、もうずっとセックスレスだとか…。

そういう人は、ぜひ恋をしてください。

恋をすると性ホルモンが出ます。それが若さの秘訣です。老化に対抗する大きな力は、恋の力です。

こんな話があります。

老人ホームで、痴呆でほとんど寝たきりのおじいさんが、同じホームのおばあさんを好きになりました。1日中ぼんやりとしていたおじいさんの目に、かすかな光がともりました。

それから間もなく、痴呆で寝たきりのそのおじいさんが、ベッドを一人で抜け出して、這っておばあさんのもとへと遠征をはじめるようになりました。それを何度かトライしているうちに、ついには歩いていけるようになって、手を握るところまでいったというのです。

つい最近まで、脳細胞は生まれたときから減る一方で、新しく生まれることはないというのが定説でした。ところが、最近の研究によると、海馬と呼ばれる部分（情報を整理し、何を記憶するかをふるい分ける）で、新しい細胞が生まれていることがわかったのです。

　その脳細胞の再生や、細胞同士のネットワークの形成に、性ホルモンが役立っているというのです。おそらくそのおじいさんも、単に色気で気力が出たというというだけではなく、じっさいに脳細胞が再生していたのでしょう。

　脳を若返らせるには、運動がいいということもわかっています。体の一部を動かすだけでも脳が活発化し、さらに酸素を多量に取り入れる有酸素運動であれば、海馬の細胞の再生が増えることも認められています。その運動も、10分以上のウォーキングをする程度でいいそうです。

　だとすると、こうした運動を、痩せるタイミングで行わない手はありません。そうすれば減量効果は大きく、さらに脳細胞も増えます。

　その時に、ときめきの炎をメラメラと燃やすのです。その炎に酸素をどんどん送り込んで燃やしてやれば、なおいっそう脳細胞は若返ることでしょう。

　ストレスは、ホルモン中枢の視床下部のはたらきを妨げます。それによって全身の体調が崩れるのですが、ストレスは脳細胞そのものにもダメージを与えます。ストレスによって分泌されるコルチゾールが脳細胞を破壊するのです。

　もちろん、コルチゾールはストレスに対抗する自衛のための大切なホルモンですが、胃液のようなもので、過剰に分泌されると諸刃《もろは》の剣《つるぎ》になります。特に脳細胞は、コルチゾールによってどんどん死滅させられていきます。さらに、免疫細胞の力まで低下させます。

　性ホルモンは、このコルチゾールにも対抗します。性ホルモンによって海馬が刺激されると、コルチゾールの生産が抑えられるのです。

「愛の姿は誰も見たことがないが、愛の効果は科学的に証明されている」という言葉がありますが、恋すれば若返る、それは生理学的にも裏付けられているのです。

第3章　23日周期の波が示す行動指針

――「幸運を呼ぶ波」実践編

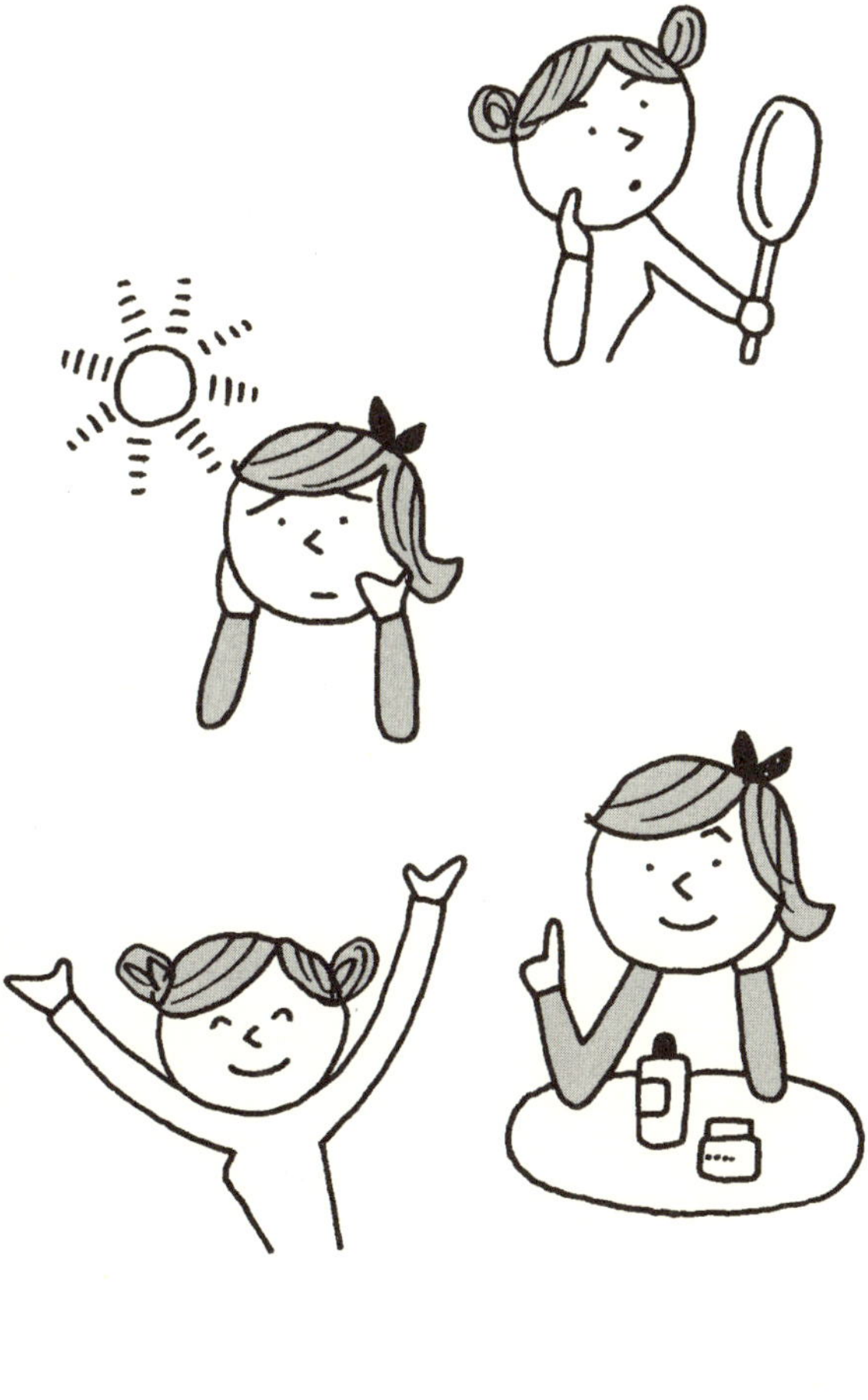

三つの基本法則

それではここで、23日周期の波のグラフから、「幸運を呼ぶ波」における私たちの生理の波と、それに沿ったふさわしい行動について読み解くことにしましょう。

次ページにイラスト&図で示したのは、23日周期のモデルであり、じっさいの日付に即したカレンダーは巻頭のカラーページ（2005年度）および164〜167ページ（2006年度〜2009年度）を見てください。

グラフというと、それだけでアレルギーが起きる人もいるかもしれませんが、みかたはとても簡単です。

まず、波が下向き（下降期①〜③）のときは生理的にも下り坂であり、波が

■「幸運を呼ぶ波」の23日周期

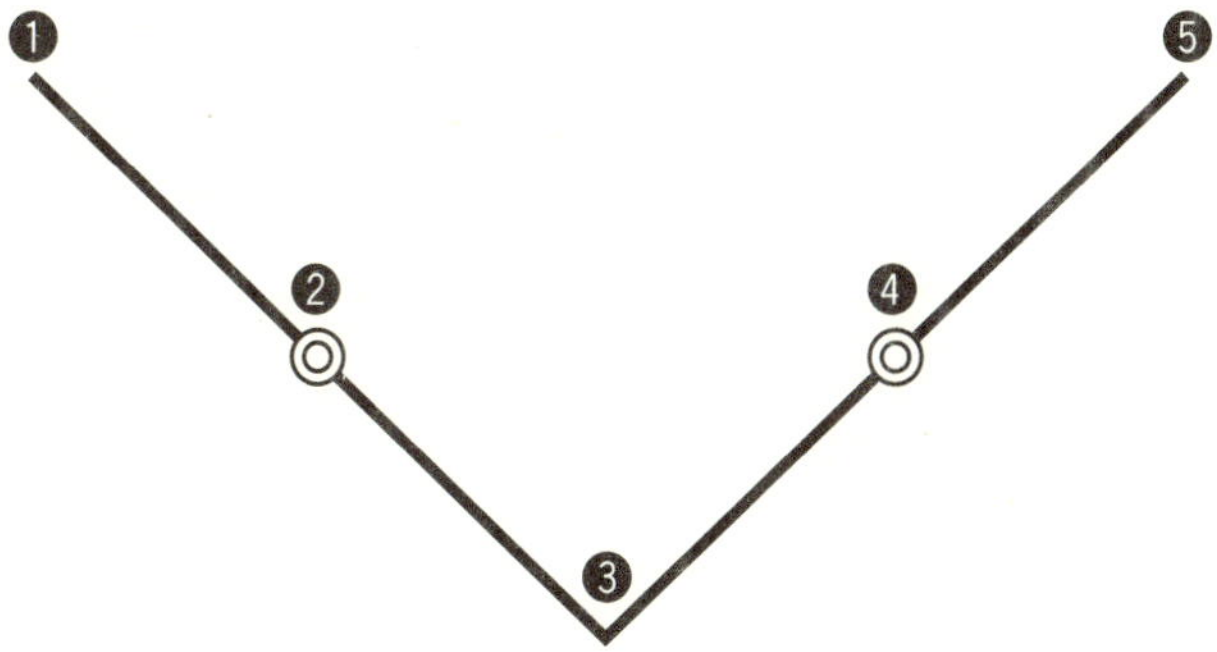

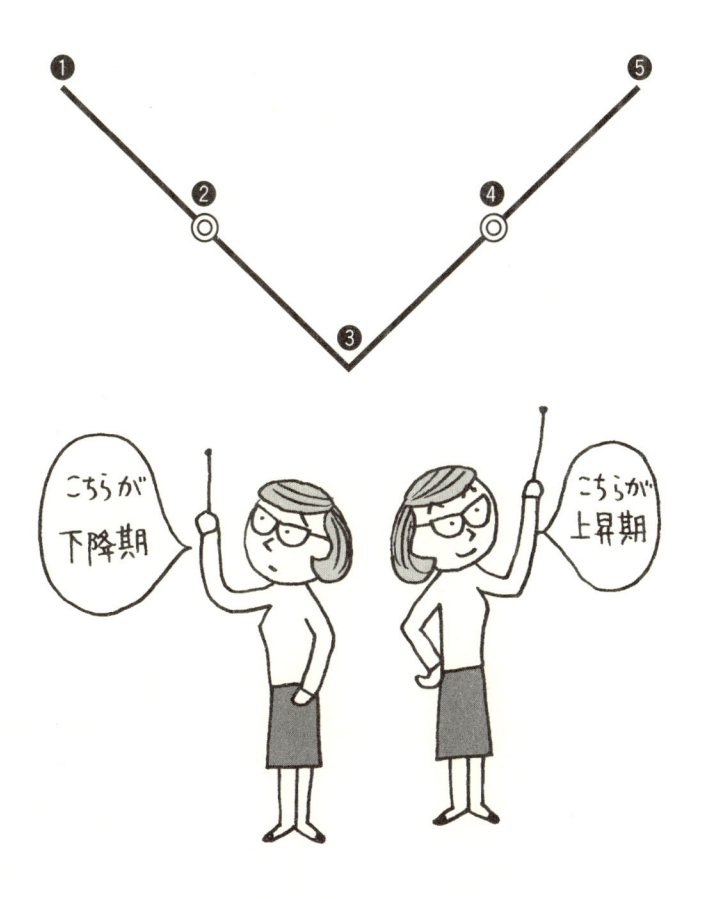

上向きのとき（上昇期③～⑤）は生理的には活動期になります。

下降期の行動指針は、底（③）に近づくほど生理的に低調になります。体力が低下する時期なので、活動よりは安静にし、守りに徹するほうがいいということです。

反対に活動期には、⑤のピークに近づくほど体力が充実してくるので、活発に活動してよいということです。ピーク（⑤）の前後の約3日間は、何事をするにも自然が後押ししてくれて、積極果敢に攻めてよし、という状態になります。自然の追い風が吹いているわけです。

もう一つ、大事な法則があります。**それは、下降期の波が中間点をクロスするときに体調が一番狂いやすくなり、アクシデントに見舞われやすいということです。**これは②の日に当たっており、**6日目～7日目（特に7日目）**を指します。**「幸運を呼ぶ波」では、これを「警戒が必要な日」ということで、最注意日として特別な設定をしています。体調が急に悪化したり、集中力が切れて注意が**

散漫になり、交通事故などを起こしやすい日です。不意のアクシデントに見舞われやすいということです。

車の運転だけではなく、ちょっとした不注意が命にかかわる事故に直結するような作業は、特に気をつけなければいけません。急に体調が変化することがあるので、立ちくらみがして階段を踏み外すとか、間に合うと思って走っていったのに体がついていかず、駅のホームで電車のドアに挟まれるというのはこんな日です。

また、**この日は飛行機事故の最大注意日でもあります。乱気流が発生しやすいので、できればこの日は飛行機に乗るのを避けたいものです。**

以上が法則のすべてです。

つまり、下降（低調）と上昇（高調）、最注意日の三つの法則があるだけです。あとは波がピークに近い日か、底に近い日かで、生理的な活動レベルがわかるわけで、そこからそのレベルに応じた行動指針が導かれます。

波が示す行動指針

●下降期

〈健康面〉

病気の抵抗力は③が最低になります。慢性病（持病）は悪化し、痛みが出る時期です。

血が止まりにくくなったり、免疫力の低下から感染症にかかりやすくなったりするので、手術は③とともに②の最注意日も避けたほうがいいでしょう。

過重な労働や残業など、体力が消耗する仕事も控えることです。

下降日のときは、肉体と精神がアンバランスになりやすいときなので、寝ているときに金縛りになりやすく、要注意です。

〈美容面〉

下降期は、肌の手入れは念入りにする必要があります。外からのケアだけではなく、脂肪分を控えて、睡眠をよくとらなければなりません。

また、紫外線への抵抗力も落ちますので、この期間は日差しには当たらないようにしましょう。特に注意が必要なのは、６〜７日目と11〜12日目です。

●上昇期

〈健康面〉

体力充実、全身の体調も良好なこの時期は、当然ながらスポーツでは、ピークの⑤の近辺に優れた記録が出やすくなります。ボール競技や格闘技などもハイレベルな試合が期待できます。

敵も強力になる時期なので、条件としては五分五分ですが、好調さを確信することで、その好調さをさらに倍増させることができます。積極果敢に攻めようという意欲と、素早い決断力が功を奏します。

■23日周期を46の階段にたとえると……

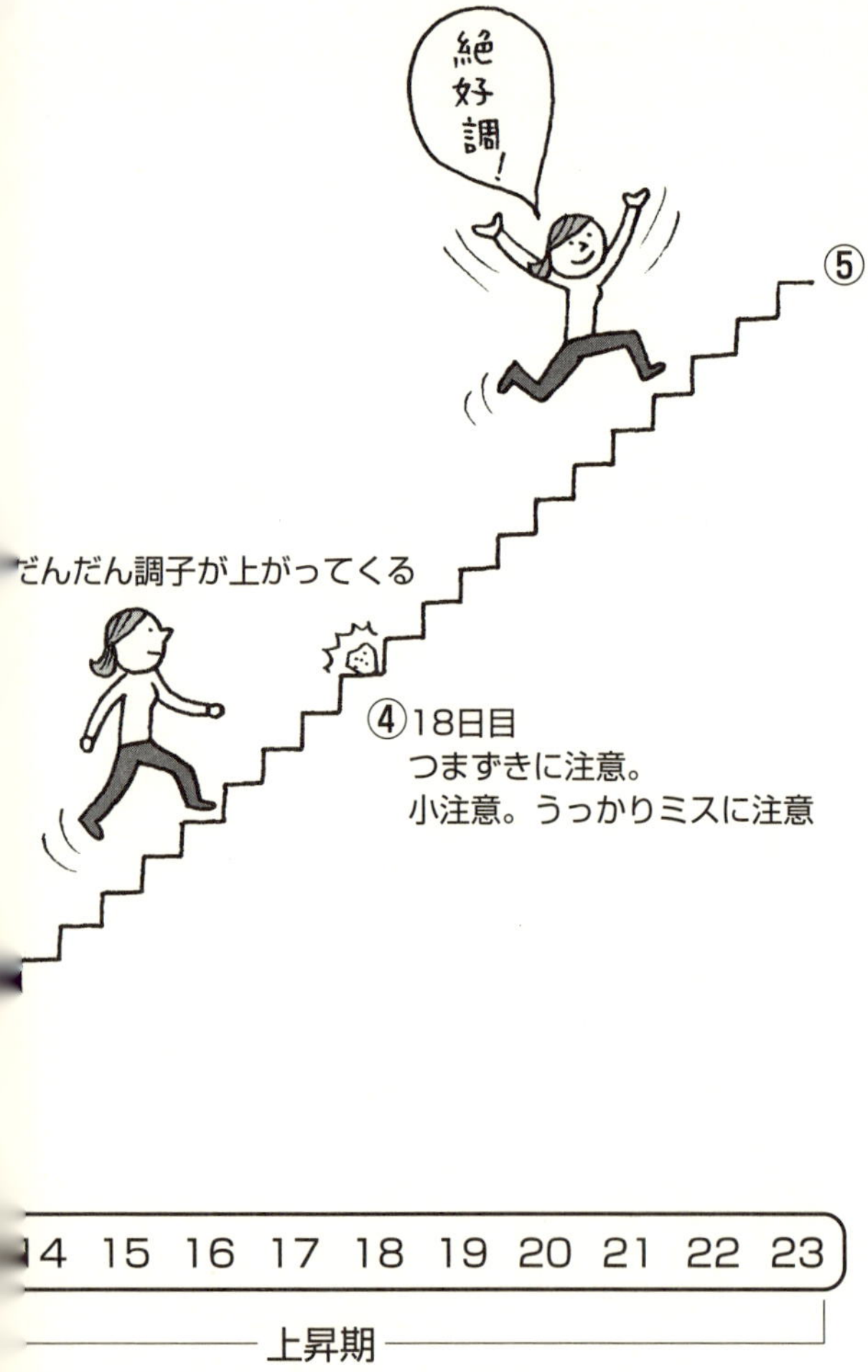

絶好調!
⑤
だんだん調子が上がってくる
④18日目
つまずきに注意。
小注意。うっかりミスに注意
14 15 16 17 18 19 20 21 22 23
上昇期

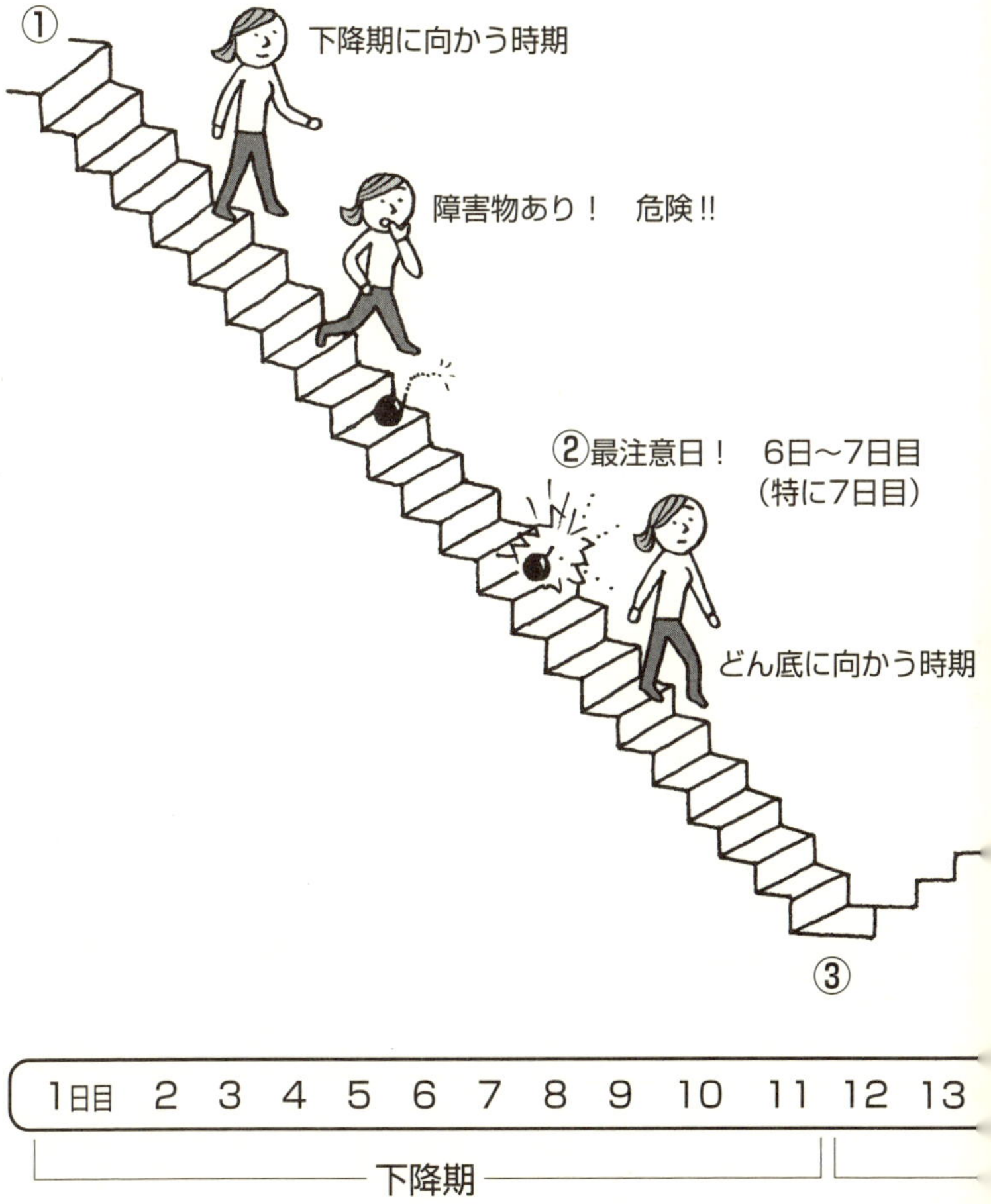
①
下降期に向かう時期
障害物あり！　危険!!
②最注意日！　6日～7日目
（特に7日目）
どん底に向かう時期
③
1日目　2　3　4　5　6　7　8　9　10　11　12　13
下降期

〈美容面〉

この時期はエネルギー代謝が活性化するので、糖や脂肪がよく燃えます。また新陳代謝も活発になるので、肌もみずみずしさを保ちます。この時期に有酸素運動をすると、非常に効果的です。

●最注意日

〈健康面〉

最注意日の②（6～7日目）には、ケガや急性病が出やすくなります。また、ケアレスミスや、めったにやらないような大きなミス（大ポカ）の出やすい時期です。特に車の運転や、重機、工場の機械操作、人命にかかわるコントロール系の仕事などは気をつけなければいけません。**長距離ドライブや、夜間に急に舞い込んだ危険な現場での仕事などは、できることなら避けたほうが賢明です。飛行機事故も起こりやすいので、旅行は避けましょう。**

最注意日は外傷のほかに、食あたりや熱中症、感染症など、突発的な体調変化が起こりやすくなります。慢性的な疲労がたまっていれば、この日に何らかの病状として出やすくなります。

〈美容面〉

肌には大敵の日です。肌荒れやニキビ、吹き出物の出来やすい日なので、仕事以外はなるべく外出を控え、肌をいたわりましょう。もちろん、睡眠をたっぷりとることも大切です。

四期別行動指針

では、この下降期と上昇期をさらに細分化して見ていくことにしましょう。

「幸運を呼ぶ波」では、①から⑤の23日間の波の一周期を、①から②、②から③、③から④、④から⑤の４分割にし、その期間の特性ごとにふさわしい行動指針を設けています。

仮に23日の波の1サイクルを1カ月とみなせば、四つの期間は週に相当します。つまり、23÷4で、5・75日の1週ということになります。

それぞれの期間には、次のような色分けの名称をつけています（巻頭カラー口絵ページ参照）。

①から②はレッド前半期（注意）。
②から③レッド後半期（止まれ）。
③から④はグリーン前半期（ゆっくりGO）。
④から⑤はグリーン後半期（GO！）。

それでは、期別ごとにどんな行動がふさわしいのか、具体的に見ていくことにいたしましょう。

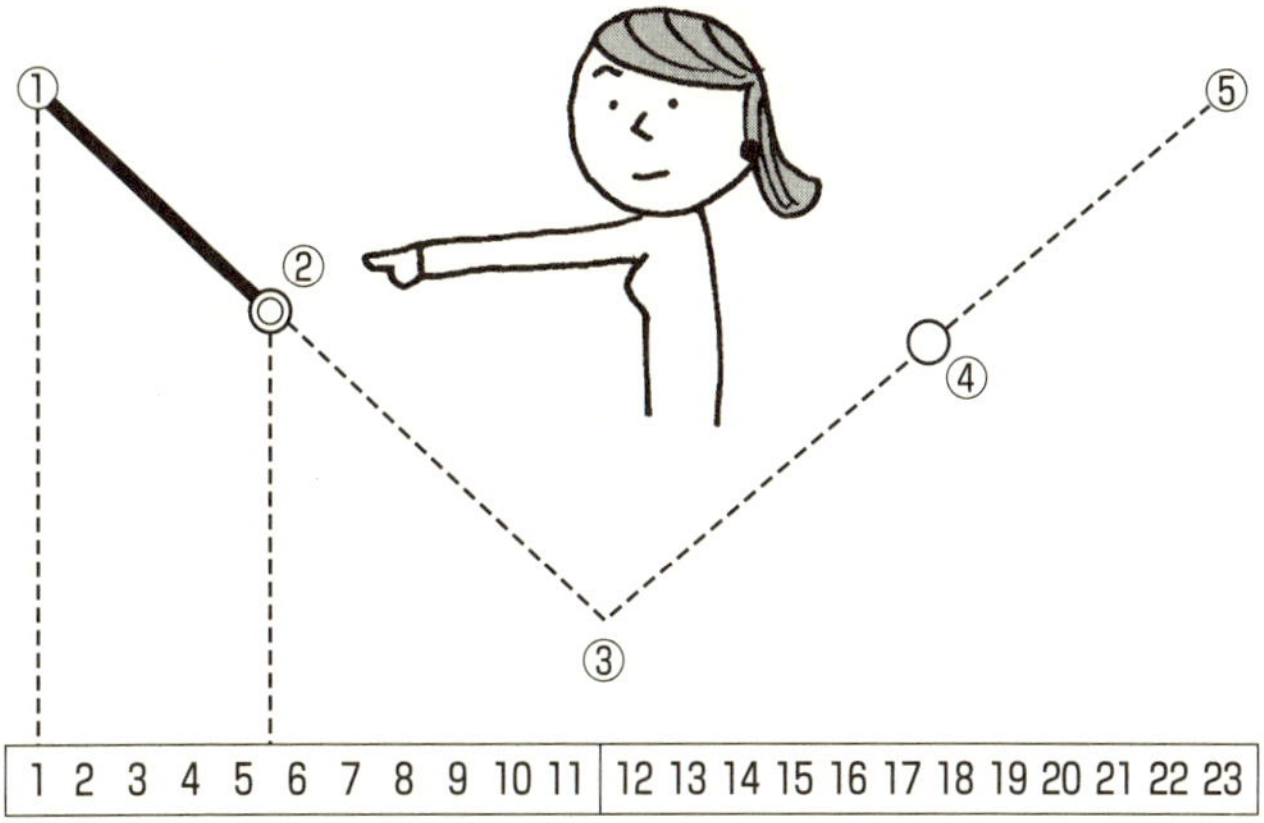

●レッド前半期（1日目〜5日目）

［総合］

好調期から低調期へと向かう。徐々にクールダウンするのが好ましい。

この期間は精神と肉体がアンバランスになりやすく、情緒が不安定になりやすいので、乗り物などの運転に要注意。JR西日本で起きた事故（2005年4月25日）は、この期間に当たります。

［健康］

好調さが続いているからといって過信はしない。ハードトレーニングから徐々にストレッチ系を増やす。血圧の高い人や持病がある人は1日目に注意。
［美容］
ちょっとした冷気に注意。汗を冷やさない。ここでカゼをひくと長引く。偏食になりやすいので、栄養のバランスに注意して、ゆったりと食事をする。
20日目から23日目にかけて、髪や毛、爪が急激に伸びますので、2日目あたりに、髪を染めている人は美容院へ、脱毛している人はエステへ、ネイリングしている人はネイル・サロンへ行くとよいでしょう。
［対人］
相手のミスに攻撃的になりやすい。トゲのある言葉を吐きがち。いつもよりワンテンポおいて相手の話に応ずること。
［仕事］
デスクまわりの整理整頓。練り直し、検討の時期。書類の書き落とし、ケアレスミス、電話の応対に注意。

［通勤］

電車で通勤している人は、１日目は電車内での足の踏み合いや痴漢に注意してください。

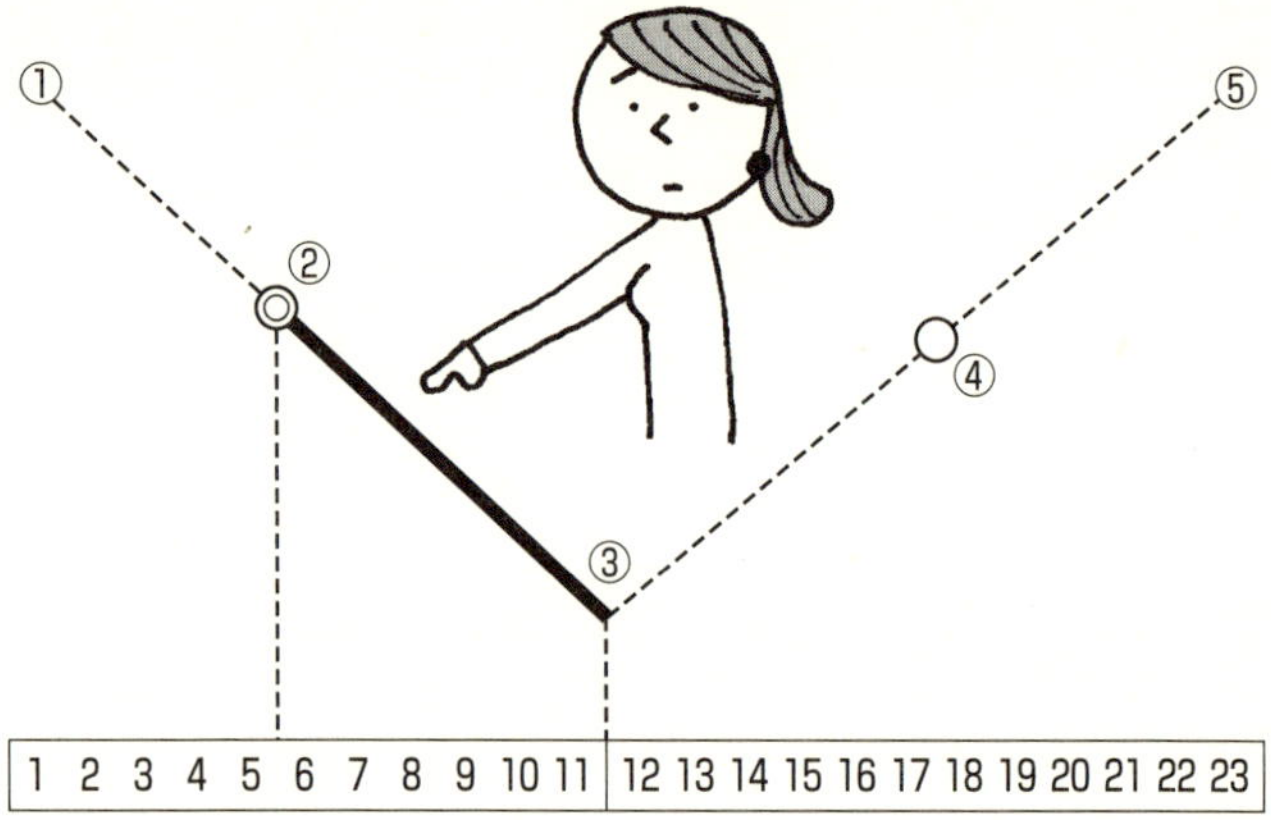

●レッド後半期（6日目～11日目）

［総合］

慎み深い行動が求められる守備的な安静期。病気（ケガ）、体力低下、事故に注意。

［健康］

病気への抵抗力が最低になる。手術は避ける。血行不良を防ぐ運動をすること。減量効果は低いが、全身運動が無意味ということではない。適度な運動はどの時期でも望ましい。感染症などにもかかりやすくなるので、人込みや寒い戸外に出るよりは、家でゆっくりと。二日酔いになりがち。冷房に注意。

また、この期間はお寿司や刺身、生ガキなどの生ものをとるのはやめましょう。食中毒大注意期間。特に6～7日目と11日目。

持病を持っている人は、11日目が最も体調が悪くなるので注意してください。特に7日目と11日目はギックリ腰や肉離れが起きやすいので注意が必要です。アキレス腱にも注意。

［美容］

水分・脂肪をためやすい。不摂生がてきめんに表れる。減量するには不向き。減量が目的のハードトレーニングは不向き。ストレッチをよくすること。**肉離れやアキレス腱のケガに注意してください。**便秘。ニキビ、シミが出やすい。夕食は炭水化物をとらない。半身浴で長めのバスタイム。

［対人］

口論、いざこざに巻き込まれやすくなるので、笑顔を絶やさず、努めて鷹揚《おうよう》な気持ちで過ごす。眉間にシワをつくらない。売られたケンカも買わない。

［仕事］

デスクワーク、単純作業、短時間労働に向ける。会議、出張は避ける。

［通勤］

7日目と11日目は、電車内やプラットホームでの足の踏み合いや車内のトラブル、痴漢に注意してください。

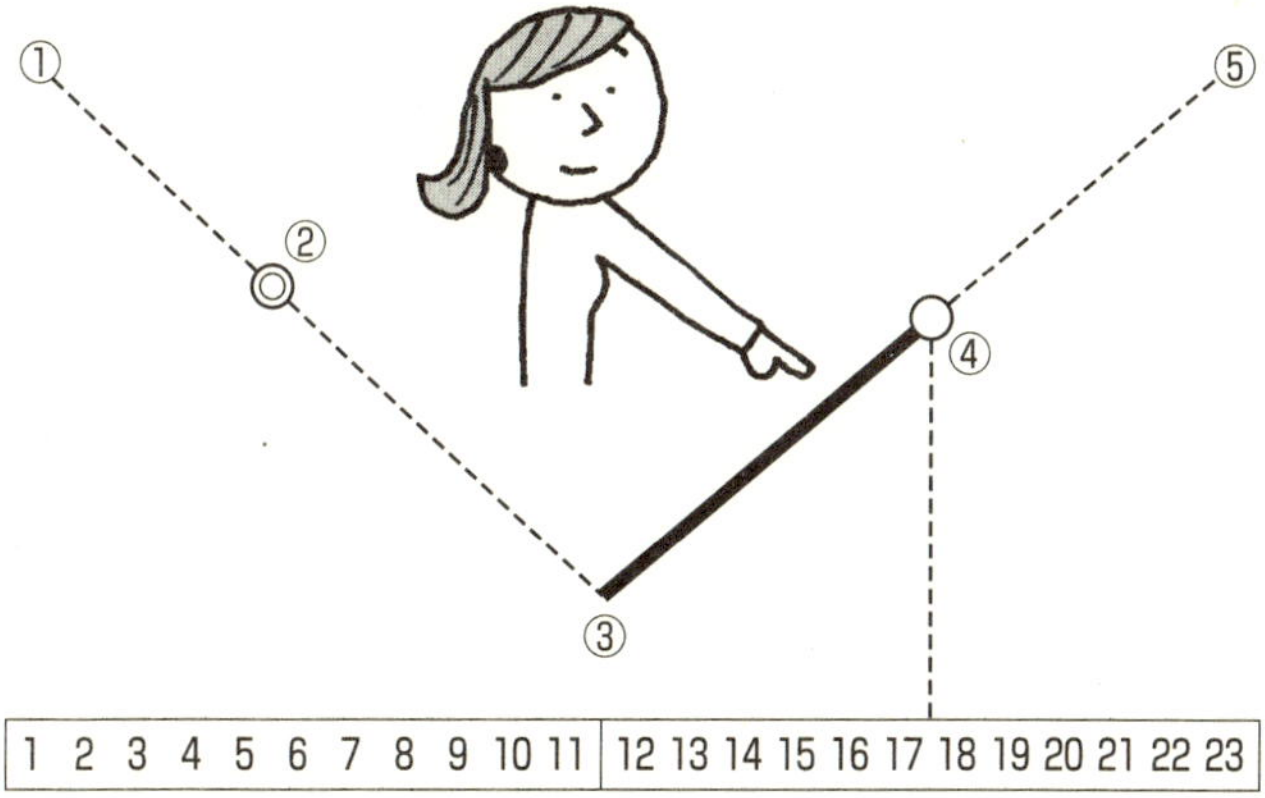

●グリーン前半期（12日目〜17日目）

［総合］

底を抜けて好調期に向かう準備期。

徐々にペースアップへと。

［健康］

軽い有酸素運動。徐々にハードトレーニングへと。体が軽くなったからといって過信しない。冷えに注意（冷えは万病のもと）。血行促進効果のあるビタミンEをとる。

［美容］

肌に張りやツヤが戻るからといって、洗顔を怠らない。食欲が増すので食べ過ぎ、飲み過ぎに注意。12日目は紫外線が強いので日焼け対策をしてください。

［対人］

口が軽くなりやすいので、言葉遣いや接客に注意。

［仕事］

新企画の立案、段取り、調整、手配に向ける。

［通勤］

電車で通勤している人は、このカレンダーの上昇時期に伴って人の歩行が速くなる不思議に気がつくことでしょう。**12日目と18日目は、電車内で他人の足を踏むトラブルや自分の足を踏まれるトラブル、痴漢などに注意してください。**

［運転］

車を運転するときも、スピードの出しすぎに注意しましょう。

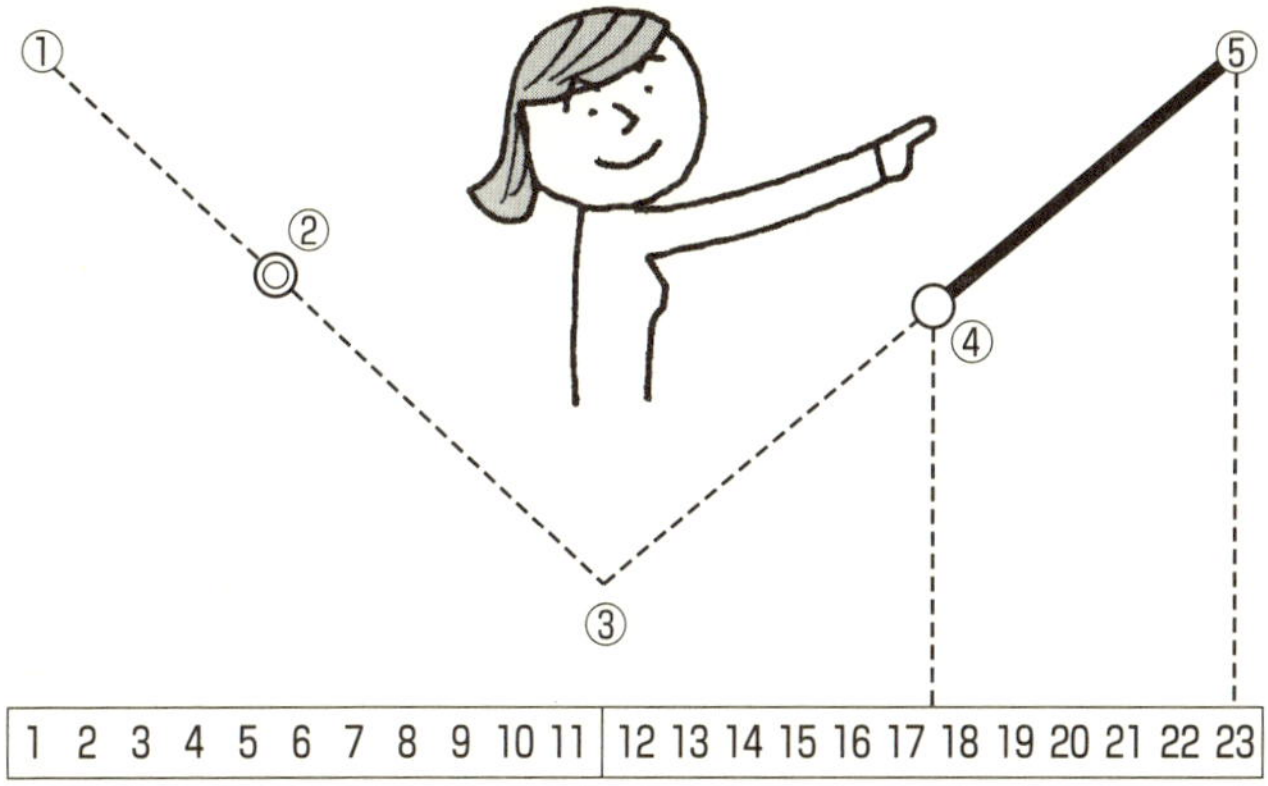

●グリーン後半期（18日目〜23日目）

［総合］

ポジティブでアクティブな行動が功を奏する活動期。ただし、18日目と23日目、特に23日目は自信過剰によるスピードの出しすぎや暴走に気をつけましょう。

［健康］

体力、気分（体調）、免疫力が最大になる。筋肉トレーニング、有酸素運動、ハードトレーニングに有効。積極的に汗を流す。運動が不足しているなら、通勤電車の利用駅の一駅前で乗り降りする。**高血圧の人は18日目と23日目は要注意。**

〔美容〕

減量効果大。肌の紫外線の抵抗力が比較的高いため、戸外のスポーツによし。夜更かし可。ただし、**18日目と23日目の、特に23日目は紫外線が強いので、日焼け対策をしてください。**

〔対人〕

宴会向き。アルコール代謝がいいので、飲み会によい。ハイテンションになるので、人の顰蹙《ひんしゅく》をかったり、人を傷つけたりしないように。ボランティア活動によい。

〔仕事〕

人と積極的に交流する。プレゼンテーション、出張、残業、営業、外交に。

〔通勤〕

電車通勤などで人の歩くスピードが異常に速くなります。18日目と23日目は、

歩く際のトラブルに要注意の日でもあります。また、この両日は痴漢にも要注意です。

最後に、これは余談になりますが、**23日目は爪や髪が異常に伸びる日でもあります。**髪を染めている人や脱毛をしている人は、**23日目を過ぎた翌日（1日目）か翌々日（2日目）に爪や髪、脱毛のお手入れをするとよいでしょう。**

エピローグ

21世紀は生活の原点回帰へ

現代は本能が抑圧されている時代です。ストレスというのは、この本能がいろいろと抑えられるところに生じます。

本能は人間の三層構造の脳のうち、下の二つの脳が担当しています。その脳の欲求が、人間の脳と呼ばれる新皮質によって何かと抑えられるわけです。

自然のリズムを鳴らしたいのに、生命のベースの脳幹は、いつも新皮質に「あんたはちょっと黙ってて」と、縛られてばっかりです。

そうやって、慢性的に自然のリズムから外れてきたのが、私たち人間です。

近ごろ、「睡眠時無呼吸症候群」が注目されていることや〝癒し〟ブームのなかで、よい睡眠をとるための方法がよく話題にもされています。

本能のなかでも、睡眠や食に関しては健康のうえからよく問題にされます。

食は生命に直結する栄養源の問題なので、とやかくいわれるのはもっともです。スローフードが脚光を浴びているのもその一例です。

けれども、最大の癒しは大本のこの自然（宇宙）のリズムを取り戻すことにあるのです。**つまり、地球全体に降り注ぐ23日リズムです。**

これは生理的なリズムなので、**このリズムを生活にうまく取り入れれば、健康や美容にとても効果的です。**

自然のリズムに乗れば幸運もやって来る

また、これは「幸運のリズム」でもあります。つまり、健康や美容にいいだけではなく、この23日のリズムに合った行動をすると、幸運の波にも乗れるということです。

本書ではあれこれ理屈を並べましたが、要はこのカレンダーを指針にして、じっさいに生活することです。体験すれば簡単に納得できます。

生活全般を23日周期カレンダーにチューニングしてください。そうすると、きっとその自然のリズムの快適さが実感されます。気分や体調がよくなるだけではなく、その効果は、内面からあふれ出る、若々しい肌の輝きになって表れるでしょう。さらにまた、幸運の輝きとして――。

第二章でも書いたように、もし異性のパートナーがいなければ、恋をしてください。恋をすれば、とてもいいホルモンが出ます。健康にも美容にもいいし、脳細胞にもいいのです。最高の若返りホルモンです。

23日のリズムを主食にして、たくさんの恋をおかずにして生活すれば体調良好、気分爽快。最低10歳は若返るでしょう。そのうえ、幸運までまわってくる。それが23日周期カレンダーのおいしい生活です。

私自身が幸運の実践者

「じゃあ、そういう自分はどうなの？」

皆さんのなかには、そんなツッコミをしたくてウズウズしている方もいるでしょう。「そういうあなたは幸せなの？　ホントにおいしい生活をしているの？」と。

実はそういうツッコミを待っていたのです。自分自身の実体験があるからこそ、こうやって本を書く気にもなったのですから。私自身が「23日カレンダーの実証者」だったのです。

それでは、私自身の体験をお話しいたしましょう。

特に生活に難があったわけではありませんが、10年ほど前までは、私は特別運がいいと思ったことはありませんでした。どちらかというと、仕事においても、私生活においても、あんまりうまくいかないなあとクサるほうが多かったように思います。

ところが、コスモリズムを発見して、このリズムどおりに生活してみると、がぜん幸運が転がりこんでくるようになったのです。ごく自然に天（人間を超えた何ものか）に感謝したい気持ちになって、クサっていた自分は、いまではまるで遠い過去の人間のように思えるほどです。

私はもともと本を書くのは専業ではなく、家業の製粉会社に勤務する傍ら、周期について研究し続けました。そして、**宇宙のリズム（コスモリズム）**と、それに同調する「**集団生体リズム**」を見出したのです。さらに、その上昇・下降の波を暦に記して独自のカレンダーを制作しました。

はたしてそれが正しいのかどうか、自分自身が実験台になるべく、そのカレンダーにのっとった生活をしてみることにしました。

三つの素材革命を成し遂げた

そうした生活を続けたところ、私は本業において世界で初めての三つの技術開発を行い、素材革命をなすことができたのです。

一つは、小麦粉の１００パーセント代替として使用できる米の粉、『リ・ファ

リーヌ』を開発したことです。これは、お米を超微粒子にして、たんぱく質の成分を減らすことによって初めて可能になりました。つまり、お米を１００パーセント使用してケーキが作れるということです。

お米でケーキが？　と疑問に思われるでしょうが、リ・ファリーヌはいま、小麦のケーキよりも10パーセント以上もカロリーが低く、生活習慣病やダイエットにもよいということで大評判になり、大手菓子メーカーやコンビニエンスストア、町のケーキ屋さんなどから幅広く注文が殺到し、生産が追いつかない勢いになっています。マスコミなどでも、昨年から「お米のケーキ」ということで話題にのぼっていたので、ああ、あれかと思った方もいらっしゃるかもしれません。

二つ目の技術開発は、コーヒー豆（焙煎したもの）を、コーヒーの香りを１００パーセント封じ込めてココアパウダーのように微粉末にする技術です。それによって生まれた製品が『**カフェリーヌ**』です。このカフェパウダーによっ

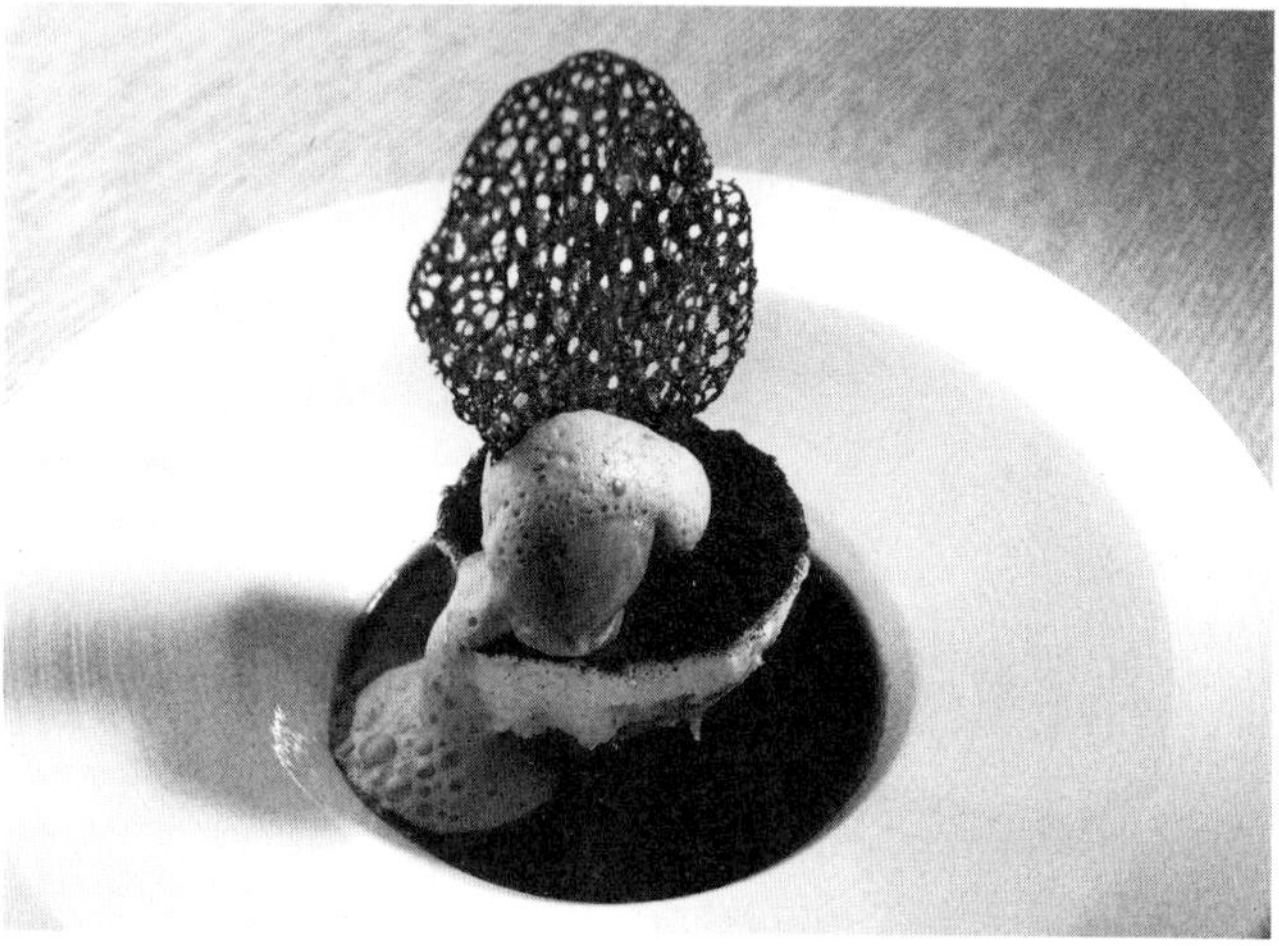

▲カフェリーヌのティラミス

て、初めて「食べるコーヒー」の開発が成功したのです。

実は、コーヒー豆を30ミクロン以下に微粉砕するのは、これまでの技術では静電気が発生したり、また発熱も避けられず、コーヒーが変質してしまうので、まず不可能とされていました。それを、カフェパウダーにすることで、チョコレートやケーキをはじめ、様々な食品に添加することができるようになり、コーヒーのフレーバー（アロマ）がストレートに味わえるようになって、これもまた生産が間に合わないほどのヒット商品となったのです。

さらに**三つ目**は、お米を特殊な技術で加工焙煎することで、お米の香ばしい食感を表現した『**リ・スフレ**』の開発です。これは、デザートやケーキの材料になるのはもちろんのこと、クルトンのように、サラダやスープに添えても合うということもあり、画期的な食材であると大評判になっています。

互いに三代前の縁に導かれて

実をいうと、この三つは私ひとりの力ではなく、カリスマ・パティシエとしておなじみの辻口《つじぐち》博啓《ひろのぶ》氏の協力によって、ようやく形にすることができたのでした。彼のケーキやチョコレートは、自由が丘をはじめ、六本木ヒルズの店など、行列も出来るほどの大人気です。

辻口氏はマスコミにもよく登場して、リ・ファリーヌを使ったケーキを日本の文化として世界に発信するのだという大きな夢を語ってくれています。本当に嬉しい話です。

特に、彼の手になるリ・ファリーヌのシフォンケーキやロールケーキは、この素材の特性である、モッチリしていて、しっとりした食感がよく表れていて、絶妙な味わいです。ほんとうに、日本から世界に発信されるに恥じない文化だと思います。新素材が、日本文化の根幹ともいえる米から生まれたというのは、私としても非常に感慨深いものがあります。

日本文化を世界に、という辻口氏の思いは、実家が石川県の七尾市で紅屋という和菓子屋を営んでいたこともあったでしょう。その紅屋の三代目の辻口氏が小学生のころ、友だちの誕生日に招かれて、初めてショートケーキを口にして、「世の中にこんなにおいしいものがあったのか」と、クリームのついた皿までなめ回しながら世界観が変わるほど驚いたのが、洋菓子への道を歩ませることになったきっかけだそうです。ところが、紅屋は辻口氏が青年になったころ

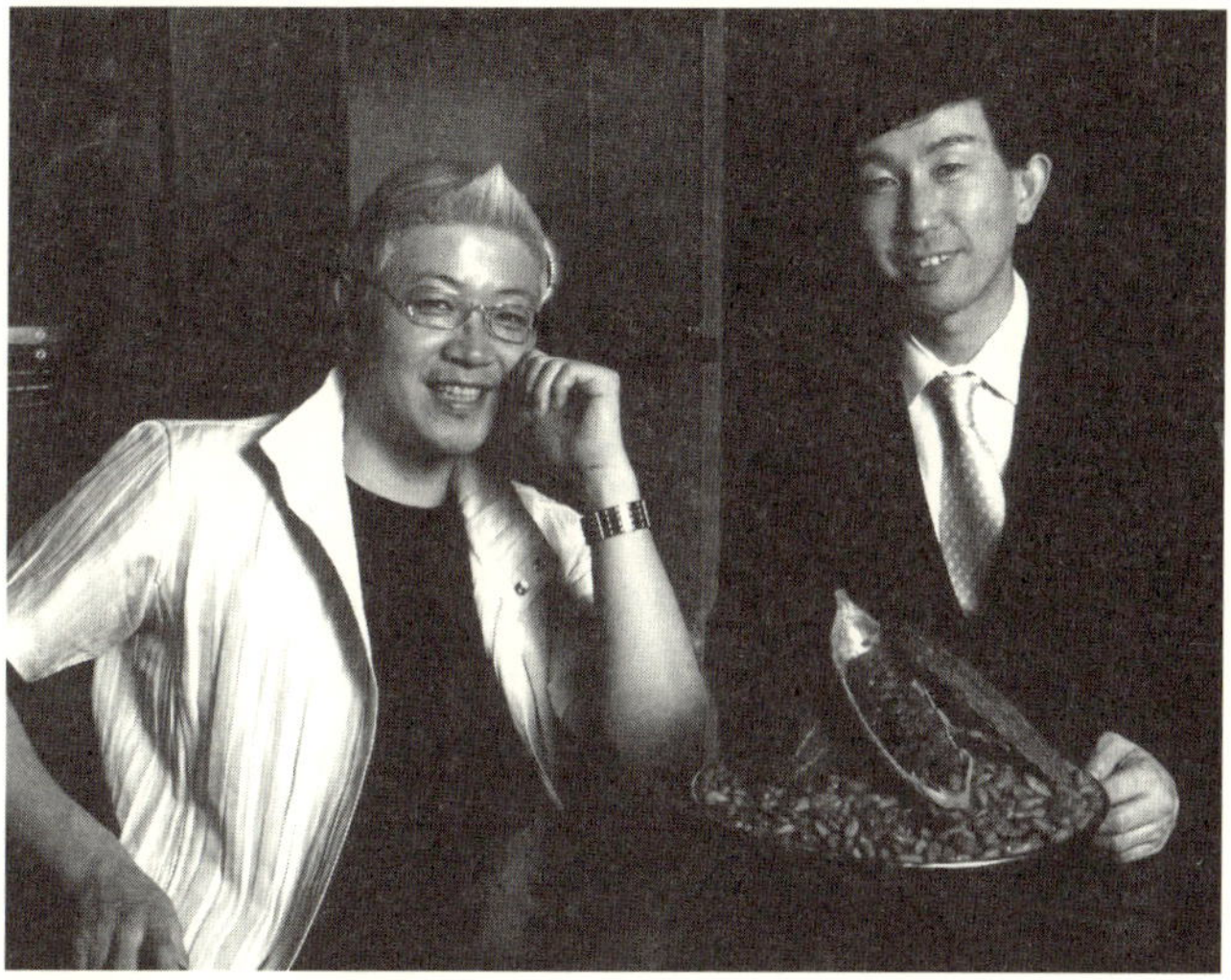

辻口博啓氏（左）と著者

に、ある事情から店を畳むことになったのです。

洋菓子のフレーバーにどっぷりと浸かりながらも、辻口氏はいつか紅屋を再興しようという夢を抱いていましたが、昨年ついにその夢がかない、東京に新店舗を開いて、「和楽紅屋」として紅屋の暖簾を出すことができました。

私がこの三つの開発に携わり、辻口氏と出会えたのも、宇宙のリズムにのっとっていたからで、もしそれがなければ、とても実現などできなかったでしょう。

　面白いことに、最近、この辻口家と山口家は、お互いに祖父の代から縁があることがわかりました。三代前の辻口氏の紅屋では、なんと群馬製粉の米粉が使われていたのです。ほんとうに、縁というものの不思議を思わざるをえません。宇宙のリズムに乗っていたからこそ、三代前の縁をもう1度たぐりよせて、和菓子屋と粉屋の三代目同士で、新たにまた実のあるものとして結び直すことができたと思っています。

大切なのは「ツキのリズム」

　以前の私の仕事ぶりは、ただがむしゃらに体当たりするだけでした。がむしゃらは否定しません。若いうちは、無鉄砲さも美徳のうちです。

　しかし、３６５日を全部一本調子でがむしゃらに当たっても、労多くして益少なしです。この世には、がむしゃらに行けば通る日と、静観していたほうがいい結果を生む日があります。簡単にいえば、幸運に乗るというのは、その「ツキのリズム」に乗ることだったのです。

みなさんも、どうぞこのカレンダーを活用して、幸運の波乗りができますように。きっとわくわくする、素晴らしい毎日がやって来るでしょう。

なお、本書の刊行にあたって、感謝しなければならない方々がいます。「総合科学研究所」所長の正村史朗先生、「ＹＭＤ波動研究所」の西宮史朗先生の両史朗先生には、たいへんお世話になりました。貴重な時間を割いていただいて、どんな質問にもいつも惜しみなく、丁寧にお答えいただき、お二人がいなければ私の研究は実らなかったでしょう。また、その研究を続けるうえで、プライベートな私の我がままを聞き入れ、自由な行動を許していただいた群馬製粉の山口幹夫社長に、心より感謝申し上げます。

そして、この本を執筆中に突然の病に倒れた母、静江を治療して救っていただいた大沼晶誉先生に感謝を捧げます。

また、多くの先生方とお話しさせていただいて、研究のヒントとなる様々な知識や貴重な情報をご教授していただきました。お名前をあげるのは控えさせていただきますが、この場をお借りしまして改めてお礼申し上げます。

２００５年５月吉日

山口慶一

✻ 美容と健康の23日カレンダー ✻

●2006年度●

April 2006

S	M	Tu	W	Th	F	S
						1
2	3	4	5	6	7	[8]
9	10	11	12	13	14	15
16	17	18	19	20	21	22
23	24	25	26	27	28	29
30						

May 2006

S	M	Tu	W	Th	F	S
	[1]	2	3	4	5	6
7	8	9	10	11	12	13
14	15	16	17	18	19	20
21	22	23	[24]	25	26	27
28	29	30	31			

June 2006

S	M	Tu	W	Th	F	S
				1	2	3
4	5	6	7	8	9	10
11	12	13	14	15	[16]	17
18	19	20	21	22	23	24
25	26	27	28	29	30	

July 2006

S	M	Tu	W	Th	F	S
						1
2	3	4	5	6	7	8
[9]	10	11	12	13	14	15
16	17	18	19	20	21	22
23	24	25	26	27	28	29
30	31					

August 2006

S	M	Tu	W	Th	F	S
		[1]	2	3	4	5
6	7	8	9	10	11	12
13	14	15	16	17	18	19
20	21	22	23	[24]	25	26
27	28	29	30	31		

September 2006

S	M	Tu	W	Th	F	S
					1	2
3	4	5	6	7	8	9
10	11	12	13	14	15	[16]
17	18	19	20	21	22	23
24	25	26	27	28	29	30

October 2006

S	M	Tu	W	Th	F	S
1	2	3	4	5	6	7
8	[9]	10	11	12	13	14
15	16	17	18	19	20	21
22	23	24	25	26	27	28
29	30	31				

November 2006

S	M	Tu	W	Th	F	S
			[1]	2	3	4
5	6	7	8	9	10	11
12	13	14	15	16	17	18
19	20	21	22	23	[24]	25
26	27	28	29	30		

December 2006

S	M	Tu	W	Th	F	S
					1	2
3	4	5	6	7	8	9
10	11	12	13	14	15	16
[17]	18	19	20	21	22	23
24	25	26	27	28	29	30
31						

January 2007

S	M	Tu	W	Th	F	S
	1	2	3	4	5	6
7	8	[9]	10	11	12	13
14	15	16	17	18	19	20
21	22	23	24	25	26	27
28	29	30	31			

February 2007

S	M	Tu	W	Th	F	S
				[1]	2	3
4	5	6	7	8	9	10
11	12	13	14	15	16	17
18	19	20	21	22	23	[24]
25	26	27	28			

March 2007

S	M	Tu	W	Th	F	S
				1	2	3
4	5	6	7	8	9	10
11	12	13	14	15	16	17
18	[19]	20	21	22	23	24
25	26	27	28	29	30	31

[ ]は危険・要注意日

✻美容と健康の23日カレンダー✻

•2007年度•

April 2007

S	M	Tu	W	Th	F	S
1	2	3	4	5	6	7
8	9	10	[11]	12	13	14
15	16	17	18	19	20	21
22	23	24	25	26	27	28
29	30					

May 2007

S	M	Tu	W	Th	F	S
		1	2	3	[4]	5
6	7	8	9	10	11	12
13	14	15	16	17	18	19
20	21	22	23	24	25	26
[27]	28	29	30	31		

June 2007

S	M	Tu	W	Th	F	S
					1	2
3	4	5	6	7	8	9
10	11	12	13	14	15	16
17	18	[19]	20	21	22	23
24	25	26	27	28	29	30

July 2007

S	M	Tu	W	Th	F	S
1	2	3	4	5	6	7
8	9	10	11	[12]	13	14
15	16	17	18	19	20	21
22	23	24	25	26	27	28
29	30	31				

August 2007

S	M	Tu	W	Th	F	S
			1	2	3	[4]
5	6	7	8	9	10	11
12	13	14	15	16	17	18
19	20	21	22	23	24	25
26	[27]	28	29	30	31	

September 2007

S	M	Tu	W	Th	F	S
						1
2	3	4	5	6	7	8
9	10	11	12	13	14	15
16	17	18	[19]	20	21	22
23	24	25	26	27	28	29
30						

October 2007

S	M	Tu	W	Th	F	S
	1	2	3	4	5	6
7	8	9	10	11	[12]	13
14	15	16	17	18	19	20
21	22	23	24	25	26	27
28	29	30	31			

November 2007

S	M	Tu	W	Th	F	S
				1	2	3
[4]	5	6	7	8	9	10
11	12	13	14	15	16	17
18	19	20	21	22	23	24
25	26	[27]	28	29	30	

December 2007

S	M	Tu	W	Th	F	S
						1
2	3	4	5	6	7	8
9	10	11	12	13	14	15
16	17	18	19	[20]	21	22
23	24	25	26	27	28	29
30	31					

January 2008

S	M	Tu	W	Th	F	S
		1	2	3	4	5
6	7	8	9	10	11	[12]
13	14	15	16	17	18	19
20	21	22	23	24	25	26
27	28	29	30	31		

February 2008

S	M	Tu	W	Th	F	S
					1	2
3	[4]	5	6	7	8	9
10	11	12	13	14	15	16
17	18	19	20	21	22	23
24	25	26	[27]	28	29	

March 2008

S	M	Tu	W	Th	F	S
						1
2	3	4	5	6	7	8
9	10	11	12	13	14	15
16	17	18	19	20	[21]	22
23	24	25	26	27	28	29
30	31					

□は危険・要注意日

✻ 美容と健康の23日カレンダー ✻

●2008年度●

April 2008

S	M	Tu	W	Th	F	S
		1	2	3	4	5
6	7	8	9	10	11	12
[13]	14	15	16	17	18	19
20	21	22	23	24	25	26
27	28	29	30			

May 2008

S	M	Tu	W	Th	F	S
				1	2	3
4	5	[6]	7	8	9	10
11	12	13	14	15	16	17
18	19	20	21	22	23	24
25	26	27	28	[29]	30	31

June 2008

S	M	Tu	W	Th	F	S
1	2	3	4	5	6	7
8	9	10	11	12	13	14
15	16	17	18	19	20	[21]
22	23	24	25	26	27	28
29	30					

July 2008

S	M	Tu	W	Th	F	S
		1	2	3	4	5
6	7	8	9	10	11	12
13	[14]	15	16	17	18	19
20	21	22	23	24	25	26
27	28	29	30	31		

August 2008

S	M	Tu	W	Th	F	S
					1	2
3	4	5	[6]	7	8	9
10	11	12	13	14	15	16
17	18	19	20	21	22	23
24	25	26	27	28	[29]	30
31						

September 2008

S	M	Tu	W	Th	F	S
	1	2	3	4	5	6
7	8	9	10	11	12	13
14	15	16	17	18	19	20
[21]	22	23	24	25	26	27
28	29	30				

October 2008

S	M	Tu	W	Th	F	S
			1	2	3	4
5	6	7	8	9	10	11
12	13	[14]	15	16	17	18
19	20	21	22	23	24	25
26	27	28	29	30	31	

November 2008

S	M	Tu	W	Th	F	S
						1
2	3	4	5	[6]	7	8
9	10	11	12	13	14	15
16	17	18	19	20	21	22
23	24	25	26	27	28	[29]
30						

December 2008

S	M	Tu	W	Th	F	S
	1	2	3	4	5	6
7	8	9	10	11	12	13
14	15	16	17	18	19	20
21	[22]	23	24	25	26	27
28	29	30	31			

January 2009

S	M	Tu	W	Th	F	S
				1	2	3
4	5	6	7	8	9	10
11	12	13	[14]	15	16	17
18	19	20	21	22	23	24
25	26	27	28	29	30	31

February 2009

S	M	Tu	W	Th	F	S
1	2	3	4	5	[6]	7
8	9	10	11	12	13	14
15	16	17	18	19	20	21
22	23	24	25	26	27	28

March 2009

S	M	Tu	W	Th	F	S
[1]	2	3	4	5	6	7
8	9	10	11	12	13	14
15	16	17	18	19	20	21
22	23	[24]	25	26	27	28
29	30	31				

□は危険・要注意日

✻ 美容と健康の23日カレンダー ✻

●2009年度●

April 2009

S	M	Tu	W	Th	F	S
			1	2	3	4
5	6	7	8	9	10	11
12	13	14	15	[16]	17	18
19	20	21	22	23	24	25
26	27	28	29	30		

May 2009

S	M	Tu	W	Th	F	S
					1	2
3	4	5	6	7	8	[9]
10	11	12	13	14	15	16
17	18	19	20	21	22	23
24	25	26	27	28	29	30
31						

June 2009

S	M	Tu	W	Th	F	S
	[1]	2	3	4	5	6
7	8	9	10	11	12	13
14	15	16	17	18	19	20
21	22	23	[24]	25	26	27
28	29	30				

July 2009

S	M	Tu	W	Th	F	S
			1	2	3	4
5	6	7	8	9	10	11
12	13	14	15	16	[17]	18
19	20	21	22	23	24	25
26	27	28	29	30	31	

August 2009

S	M	Tu	W	Th	F	S
						1
2	3	4	5	6	7	8
[9]	10	11	12	13	14	15
16	17	18	19	20	21	22
23	24	25	26	27	28	29
30	31					

September 2009

S	M	Tu	W	Th	F	S
		[1]	2	3	4	5
6	7	8	9	10	11	12
13	14	15	16	17	18	19
20	21	22	23	[24]	25	26
27	28	29	30			

October 2009

S	M	Tu	W	Th	F	S
				1	2	3
4	5	6	7	8	9	10
11	12	13	14	15	16	[17]
18	19	20	21	22	23	24
25	26	27	28	29	30	31

November 2009

S	M	Tu	W	Th	F	S
1	2	3	4	5	6	7
8	[9]	10	11	12	13	14
15	16	17	18	19	20	21
22	23	24	25	26	27	28
29	30					

December 2009

S	M	Tu	W	Th	F	S
		1	[2]	3	4	5
6	7	8	9	10	11	12
13	14	15	16	17	18	19
20	21	22	23	24	[25]	26
27	28	29	30	31		

January 2010

S	M	Tu	W	Th	F	S
					1	2
3	4	5	6	7	8	9
10	11	12	13	14	15	16
[17]	18	19	20	21	22	23
24	25	26	27	28	29	30
31						

February 2010

S	M	Tu	W	Th	F	S
	1	2	3	4	5	6
7	8	[9]	10	11	12	13
14	15	16	17	18	19	20
21	22	23	24	25	26	27
28						

March 2010

S	M	Tu	W	Th	F	S
	1	2	3	[4]	5	6
7	8	9	10	11	12	13
14	15	16	17	18	19	20
21	22	23	24	25	26	[27]
28	29	30	31			

□は危険・要注意日

著者紹介

山口慶一（やまぐち けいいち）

群馬県にて幼少時代を過ごす。群馬県の渋川市の夜空には満天の星がきらめいており、成長して背が高くなったらそれらの星に手が届くのではないかといつも思っていた。小さいころから星や天体、そしてアリやバッタ、カブトムシなどの昆虫に非常な関心を寄せる、好奇心旺盛な少年だった。

日本大学大学院農学科卒。高校時代から、星や天体の動きと人間社会との関わりを研究。現在、家業である群馬製粉㈱に取締役として勤務し、世界一のパティシエであるモンサンクレールの辻口博啓氏とともに、「美容と健康」をテーマにアレルギー患者向けの商品や低カロリーのお菓子の開発に取り組んでいる。

美容と健康の23日カレンダー

2005年 7 月 7 日　初版第 1 刷発行

著　者　山 口 慶 一
発行者　韮澤 潤一郎
発行所　株式会社 たま出版
〒160-0004 東京都新宿区四谷4-28-20
電話　03-5369-3051（代表）
http://tamabook.com
振　替　00130-5-94804
印刷所　図書印刷株式会社

乱丁・落丁本お取り替えいたします。

ISBN4-8127-0114-7 C0011